Heilende Blütenessenzen

Willy Küttel

HEILENDE
BLÜTENESSENZEN

Bewusster leben mit Bachblüten

AT Verlag

Inhaltsverzeichnis

«Gesundheit ist nicht alles, aber ohne Gesundheit ist alles nichts.»   Schopenhauer

«Leider ist die Gesundheit unter allen Gütern dasjenige, dem der Mensch die geringste Aufmerksamkeit schenkt.»   L. S. Mercier

Unser gesundheitlicher Zustand entscheidet darüber, wie wir uns fühlen, wie wir urteilen und wie aktiv wir sind, kurzum, wie wir im Leben stehen. Trotz der heutigen zum Teil grossartigen Errungenschaften der modernen Medizin und trotz der Milliardenbeträge, die für das «Gesundheitswesen» aufgewendet werden, zeigen Statistiken auf, dass wir heute kränker sind und uns auch öfter krank fühlen. Das Interesse an naturheilkundlichen Therapien und die Hinwendung zu natürlichen Heilmitteln ist unübersehbar. Vor allem Heilmethoden, die uns in unserer Ganzheit von Körper, Seele und Geist ansprechen und uns die Möglichkeit der Erkenntnis und der Selbstentwicklung bieten – mit anderen Worten den Ursachen unserer Leiden und Symptome auf den Grund gehen und uns zur Mitverantwortung anhalten –, sprechen immer mehr Menschen an.

Es geht Ihnen vermutlich oft so wie mir, dass Unsicherheit, Zweifel, Angst, Schwäche oder Orientierungslosigkeit Sie bedrängen. Sie ringen wie ich jeden Tag um Ihr Gleichgewicht, um Ihren Weg, um Ihre Mitte. Blütenessenzen können Sie dabei stützen und Ihnen weiterhelfen. Wie jede feinstoffliche Heilweise hilft Ihnen auch die Arbeit mit Blütenessenzen, sich Ihrer Kräfte bewusster zu werden und damit aus einer tieferen Erkenntnis heraus am grossen Schöpfungsgeschehen teilzuhaben und mitzuwirken.

In der Schulstube, im Alltag und in der Praxis hat sich mein Verständnis für die Wirkungsweise der Blütenessenzentherapie nach Dr. Bach entwickelt. In den Bergen des Wallis, an wundervollen Sonnentagen in der Natur durfte ich erfahren, was Dr. Bach mit seiner Aussage «Auf den Wegen der Natur hat Krankheit keine Macht» meinte.

Nichts bleibt stehen, alles fliesst. So zeigt auch die Therapie mit Blütenessenzen eine eigene Dynamik und Entwicklungsfähigkeit. Zu Beginn meiner Arbeit mit den Blütenessenzen nach der Methode Dr. Bachs beschränkte ich mich noch auf die 38 von ihm beschriebenen Essenzen. Nach und nach verstand ich, dass diese 38 Essenzen oder Schwingungen nur einen Weg zum Einstieg in die unzähligen uns von der Natur geschenkten Botschaften darstellen. Es ist mir ein Anliegen, darüber hinauszudeuten und den Weg zu allen uns zur Verfügung stehenden Essenzen zu öffnen.

Sie haben intuitiv nach d esem Buch über die Bach-B ütentherapie gegrif-
fen. So wollen wir uns miteinander auf den Weg machen. Grunc egende
Erkenntnisse, für Sie gesammelt und zeitgemäss aufgearbeitet, sollen Ihnen
helfen, ganzheitlich mit Essenzen und Elixieren umzugehen. Anhand der
Erfahrungen, die ich seit vielen Jahren in eigener Praxis und von den
Teilnehmern meiner zahlreichen Kurse und Seminare entgegernehmen
durfte, will ich aufzeigen, dass die Heilweise mit Blütenessenzen Ihnen
hilft, dem «Ruf der Seele» zu folgen, und Sie befähigt, bewusster mit den
an Sie herantretenden Höhen und Tiefen im Leben umzugehen.

«Ich habe dieses Verfahren der Heilkunst entwickelt und öffentlich bekannt gemacht, damit Menschen wie Sie sich selbst zu helfen wissen, sei es im Krankheitsfall oder im Auf und Ab des Lebens überhaupt. Diese Methode verlangt keine wissenschaftlichen Vorkenntnisse, sondern nur Verständnis und Mitgefühl für den Menschen, und diese Voraussetzung bringt fast jeder von uns mit.»

Naturheilkunde und Schulmedizin

Im Krankheitsfall bieten sich grundsätzlich immer zwei Wege an: einerseits der Weg der Naturheilkunde oder Naturmedizin, auf der anderen Seite der wissenschaftlich anerkannte Weg der Schulmedizin. Leider stehen sich Vertreter dieser beiden Richtungen oft feindlich gegenüber, was die Entscheidung, welcher Weg nun denn der richtige ist, nur erschwert. Die Grundlagen dieser beiden Wege bilden zwei gegensätzliche Denkrichtungen, die sich im Laufe der Menschheitsgeschichte herausgebildet haben.

Der Mensch der Urzeit war in die Abläufe der Natur eingebunden. Jeden Tag erlebte er das Werden und Vergehen in seiner Umwelt und gewann so intuitiv Einsichten und Erkenntnisse über sein Leben. So halfen ihm die Naturgesetze, sein Leben bescheiden und demütig jeden Tag entgegenzunehmen. Sein Leben war ausgefüllt mit dem Bemühen um die tägliche Nahrung und das unmittelbare Überleben. Er glaubte an höhere Mächte und war bestrebt, diese Kräfte, die Götter, wohlgesinnt zu stimmen. Traf ihn Unvorhergesehenes und Schicksalhaftes, war er überzeugt, falsch gehandelt zu haben. Er war bemüht, die natürliche Ordnung, gegen die er glaubte verstossen zu haben, wiederherzustellen, indem er diesen Mächten «opferte». Oft unbewusst und intuitiv handelnd verband er sich mit den übergeordneten Kräften. Von «oben» geführt und inspiriert, empfand er diese Allmacht als richtig und ordnete sich ein.

Das ganzheitliche Weltbild

Die Priesterheiler der Antike, die sogenannten Asklepaden, besassen beeindruckende Kenntnisse über die Natur und ihre Gesetzmässigkeiten. Sie glaubten an das Wirken einer höheren Macht und an das Wirken des Gottes der Heilkunst Asklepios (deutsch Aeskulap), der ihnen angeblich die Inspiration für die jeweilige Therapie eingab. Naturwissenschaft und Religion waren zu diesen Zeiten eng miteinander verbunden. Hippokrates (460–377 v. Chr.), ein hochangesehenes Mitglied der Priester-Heiler, stellte die richtige Deutung der Krankheitssymptome und eine von mystischen Vorstellungen befreite Therapie in den Mittelpunkt. Für ihn waren Erkrankungen Erscheinungen, die man erforschen und durch kluge Lebensführung beeinflussen konnte.

Die Sicht der Welt als eines einzigen grossen Kosmos, in dem Geist und Materie eine Einheit bilden, blieb bis ins Mittelalter erhalten. Der Dominikaner Thomas von Aquin verband im Jahre 1260 dieses Denken mit christlicher Theologie und Ethik. Er stellte den Menschen als Ebenbild Gottes dar und sah als sein Endziel die Rückkehr zu Gott. Die Menschen erlebten bis zu dieser Zeit die Natur und alles, was sich in der Natur zeigte, als einen Organismus, in dem die spirituellen und die materiellen Phänomene zusammenwirkten und sich wechselseitig beeinflussten.

Das mechanische Weltbild

Das ursprüngliche, organische Weltbild wurde anfangs des 17. Jahrhunderts durch ein «mechanisches», von den Gesetzen der Mechanik bestimmtes Weltbild abgelöst. Mathematiker, Physiker, Astronomen und Philosophen jener Zeit machten Entdeckungen, die zu einer neuen Sicht des Universums führten. Die Erfindung des Fernrohrs ermöglichte es Nikolaus Kopernikus (1473–1553) zu beweisen, dass nicht die Erde, sondern die Sonne den Mittelpunkt unseres Universums bildet. Johannes Kepler räumte dann mit seiner «Neuen Astronomie» am Himmel auf und verbannte alle Engel, Geister und Götter aus dem Kosmos. In der Philosophie des René Descartes treffen wir um 1640 auf die strikte Trennung zwischen der inneren Welt des Denkens, Fühlens und Wollens und der äusseren Welt, die exakten mathematischen Gesetzen unterliegt. Diese Spaltung, dieser Dualismus, der die beiden Bereiche Materie und Geist trennt, hatte weitreichende Auswirkungen. Die Folge war eine einseitig materielle, technisch-wissenschaftliche Weltanschauung, die für viele Menschen die Grundlage ihres Denkens und Handelns bildete und noch heute bildet.

Unverkennbar und tiefgreifend zeigt sich der Einfluss dieser Denkweise auch bei unserer Einstellung gegenüber Gesundheit und Krankheit. War es früher ein Anliegen, Körper und Psyche wieder ins Gleichgewicht zu bringen und den Menschen wieder mit seinem gesellschaftlichen und spirituellen Umfeld in Einklang zu bringen, so beschränkte sich die moderne medizinische Wissenschaft von nun an auf die körperliche Ebene. Krankheit galt nun als Störung, als eine Fehlfunktion des biologischen Mechanismus. Somit wird es zur Aufgabe des Arztes, die defekte «Maschine Mensch» zu reparieren, dies leider oft unter Missachtung der seelischen und psychischen Erfordernisse.

Hand aufs Herz! Entspricht dies nicht auch unserer oft unbewussten, jede Verantwortung ablehnenden Haltung, uns einfach «reparieren» lassen zu wollen, ohne uns um die wahren Ursachen des Krankseins zu kümmern. Dennoch darf nicht übersehen werden, dass die medizinische Wissenschaft in den letzten Jahrzehnten Hervorragendes geleistet hat und in Fällen, wo die Krankheit den Körper allzu sehr in Mitleidenschaft zieht, helfen kann.

Das Wesentliche, die von der Natur gegebene Ordnung, wird in der heutigen Zeit oft missachtet. Die Auswirkungen dieser einseitigen, mechanischen Ausrichtung werden unübersehbar. Viele moralisch und ethisch zweifelhafte Ansichten führen uns eine Welt vor Augen, in der eine unsterbliche Seele, ein Schöpfer und eine der Schöpfung zugrundeliegende Ordnung keinen Platz mehr haben.

Das neue Weltbild

Sicherlich ist es mit einer Rückkehr zu den früher geltenden Meinungen und Überzeugungen nicht getan. Es gilt, die gewonnenen Erkenntnisse und Erfahrungen in ein Weltbild einzubringen, das unserer heutigen Entwicklung gerecht wird. Die Physik des 20. Jahrhunderts weist uns auf drei grundsätzliche Einsichten und Erkenntnisse hin:

- In der Wissenschaft gibt es keine absolute, endgültige Wahrheit. Das heisst, dass unsere Vorstellungen und Theorien begrenzt gültig sind und sich der Wirklichkeit nur annähern.

- Alle Phänomene, physikalische, psychische und soziale, stehen miteinander in Beziehung und hängen voneinander ab.

- Die Höherentwicklung von einfachen zu komplizierten Formen führt uns in ein Universum zurück, das imstande ist, Leben und sogar Bewusstsein hervorzubringen.

Diese drei grundlegenden Thesen sollten uns hellhörig machen und uns erkennen lassen, dass die Anschauungen unserer Vorfahren, die wir als moderne und aufgeklärte Zeitgenossen belächeln und nur zu gern ins Reich des Fabulösen und Mystischen abschieben wollen, nicht ganz so primitiv und falsch waren.

Der Mensch steht im Mittelpunkt

Dr. Bach betonte, dass es bei naturheilkundlichen wie schulmedizinischen Bemühungen grundsätzlich um den Menschen gehen muss. Steht der Mensch wieder im Mittelpunkt der Bemühungen, so tritt die Frage, welcher der beiden Wege der richtige sei, in den Hintergrund.
Dr. Bach sah den Menschen als Einheit von Körper, Seele und Geist. Mit dieser Aussage stellt er uns in den Rahmen, in dem uns alle Religionen und Heilsysteme sehen: teils der Erde, der Materie zugehörig, teils am Himmel Anteil habend. Die Seele beschreibt Dr. Bach als Führerin, die weiss, was uns not tut, und uns in diesem Leben die Umstände und Begebenheiten beschert, in denen wir die für unsere Entwicklung notwendigen Erfahrungen machen können. Seine Aussage kann auch so interpretiert werden, dass unser seelisches Empfinden und Fühlen uns den Weg weist, auf dem wir Erde und Himmel, Materie und Geist zu vereinen imstande sind.

Wir sind also in diesen Raum zwischen Himmel und Erde eingespannt, und es gilt, diese Spannung, die uns zugleich aufrichtet, auszuhalten. Ein Leben, in dem wir uns in einer Arbeit verwirklichen können, bietet die besten Voraussetzungen, um diese Spannung nicht nur zu ertragen, sondern letztlich auch zu lösen. Mit anderen Worten, die Seele ist in einen Körper inkarniert und vom Geistigen durchdrungen, um diesen Himmel, dieses Geistige, durch unser Leben, durch die Verwirklichung unserer Ideen und Gedanken, durch die Tat, in der Materie Form annehmen zu lassen. «Mensch, erkenne dich selbst, dann findest du Gott», wird uns im Orakel von Delphi entgegengehalten. Materie will von unseren Gedanken geistig durchdrungen werden, will Gestalt annehmen; dann erst können wir durch das von uns geformte, geschöpfte Werk den Geist und damit das Wesentliche erkennen.

Gesundheit – Krankheit

Der Mensch besteht aus einer Einheit von Körper, Seele und Geist. Diese ganzheitliche Betrachtungsweise ist stets im Auge zu behalten. In allen Fragen, die sich uns in gesunden wie in kranken Tagen stellen, ist dieser Dreiheit gerecht zu werden.

Aus dieser ganzheitlichen Betrachtungsweise heraus wollen wir die Frage stellen: Warum werden wir krank? Oder mit anderen Worten: Wie fallen wir aus der Ordnung? Denn nicht von ungefähr sprechen wir dabei auch von Uns-nicht-wohl-Fühlen, Nicht-in-Ordnung-Sein.

Damit drücken wir, ohne es zu merken, genau das aus, was uns fehlt: die Ordnung. Überall in der Natur herrscht ein weises und geordnetes Geschehen. Der Keimling verhält sich so, wie es die Schöpfungsordnung vorgesehen hat. Die Zellen unseres Körpers ordnen sich unter und dienen der Wesenheit Mensch. Die Tiere gehorchen dem Instinkt als natürlicher Ordnung. Aber der Mensch kann absichtlich aus der Reihe tanzen, kann Unordnung schaffen. Er kann aufbauen, aber auch zerstören, weil er letztlich ein geistiges Wesen ist und einen freien Willen besitzt. Mit dieser ihn von den Tieren abhebenden Eigenschaft kann er sich für oder gegen die natürliche Ordnung entscheiden. Zu einer solchen Ordnung können uns verschiedene Wege führen.

Der Weg nach innen

Gerade im Gebiet der Esoterik begegnen wir vielen Prinzipien, die für uns richtungweisend und grundlegend sind. Unter Esoterik wird vieles verstanden und auch vieles eingereiht, was mit Esoterik im eigentlichen Sinne nichts zu tun hat. Letztlich ist Esoterik das Wissen um die unzähligen Wege, die den Menschen zur Einheit, zur Ganzheit führen. Dieses Wissen, das uns die verschiedenen Gebiete der Esoterik vorlegen, hilft uns, die Fragen nach dem Sinn des Lebens zu beantworten. Woher komme ich? Wer bin ich? Wohin gehe ich? Esoterisches Wissen will uns zur Selbsterkenntnis und zur Selbstfindung führen. Ganz im Sinne des Wortes «esoteros» – was soviel bedeutet wie nach innen, hinein, einwärts, drinnen – führen diese Wege nicht in die «äussere» Welt, sondern weisen vielmehr auf unsere Mitte, in unser Innerstes. Die Esoterik hilft uns, das Wesentliche, das hinter den Dingen Stehende, zu erkennen.

Die Esoterik spricht von der Einheit und meint damit, dass Sichtbares und Unsichtbares, Grobstoffliches und Feinstoffliches Äusserungen ein und desselben Prinzips auf verschiedenen Ebenen sind.

- Sie zeigt auf, dass das, was wir oben am Himmel erblicken, auch im kleinen in uns enthalten ist (Makrokosmos – Mikrokosmos).
- Sie weist uns auf einen durchseelten, lebendigen Kosmos hin, in dem nichts zufällig geschieht und nichts verlorengeht.
- Sie spricht von der Einzigartigkeit, Erhabenheit und Unsterblichkeit unserer Seele.
- Sie eröffnet uns, dass menschliches Leid aus der Missachtung der übergeordneten göttlichen Schöpfungsordnung entsteht.
- Sie weist darauf hin, dass jeder Mensch, ja die ganze belebte und unbelebte Natur einen bestimmten Platz in dieser Schöpfungsordnung einnimmt.
- Sie versteht die Polarität als das Gesetz, das Balance und Ausgewogenheit bedingt, das Gesetz, das uns die Mitte finden lässt.
- Sie stellt den Menschen auf die höchste irdisch-materielle Stufe und macht ihn darauf aufmerksam, dass seine Entwicklung sich nicht allein im materiellen irdischen Körper erschöpft, sondern sich im Jenseits fortsetzt.
- Sie öffnet dem Menschen den Weg zu seinen schöpferischen Kräften, wenn er sich einordnet und seine Entwicklung zum Wohle des Ganzen einsetzt.

Reiches esoterisches Wissen bieten die Gebiete der Alchemie, Astrologie, Magie, Kabbala, Tarot, Antroposophie, Joga, I Ging, Schamanismus und andere. Esoterik ist nicht als Konkurrenz zu den bestehenden religiösen Auffassungen anzusehen. Vielmehr trägt ganzheitliches esoterisches Wissen dazu bei, die Religionen wieder in einer tieferen Dimension zu verstehen.

Die hermetischen Prinzipien

Besonders hervorheben möchte ich die sieben Prinzipien, die von Hermes Trismegistos stammen, die hermetischen Prinzipien. Hermes Trismegistos, von den alten Ägyptern Theut oder Thot genannt, soll als Weiser um 3000

v. Chr. gelebt haben. Platon sagt von ihm, er habe Zahl und Mass, die Unterscheidung von Sprachlauten und andere kulturelle Grundlagen entwickelt. Auch die Sternkunde und Alchemie werden auf ihn zurückgeführt. Er wird als der grösste Meister unter den Führern des frühen Menschengeschlechts angesehen.

Seine Leit- und Richtlinien besagen, dass alles geistig ist, dass alles untereinander Entsprechungen aufweist, dass alles in Schwingung und Bewegung ist und sich die entsprechenden Ebenen nur durch ihre Schwingungshöhe voneinander unterscheiden, dass alles seine Polarität, seine Gegensätzlichkeit hat, dass alles dynamischen, rhythmischen Gezeiten unterliegt und dem Zusammenhang von Ursache und Wirkung unterworfen ist, und schliesslich, dass die harmonische Vereinigung der polaren Kräfte Yin und Yang (Weiblich und Männlich) unsere Schwingung erhöht.

Die sieben hermetischen Prinzipien oder Gesetze helfen uns auf unserem Weg, indem sie uns die Gesetzmässigkeiten, die auf allen Ebenen wirken, aufzeigen. Diese Prinzipien, richtig verstanden und angewendet, lassen uns bewusster und aktiver an unserer eigenen Entwicklung arbeiten. Sie verhelfen uns zu einer mit der Natur und ihren höheren Gesetzen im Einklang stehenden Lebensgestaltung und Lebensweise.

Naturgesetze

Zum tieferen Verständnis der Bach-Blütentherapie und der Wirkungsweise von Essenzen sind einige Prinzipien oder Gesetzmässigkeiten, die in der Natur herrschen, von besonderer Bedeutung:

Das Prinzip des Geistes

Das Geistige ist das Wesentliche, das, was vor jeder Materie besteht und stets bestehen wird. Jeder Tat geht ein Gedanke, eine feinstoffliche Begebenheit, voraus. Dieser Gedanke allein ist zunächst rein informativ und wird dann vom Menschen mit Gefühlen wie Interesse, Hoffnung, Bereitschaft, Mut, Wille usw. energetisch aufgeladen. Wenn die Zeit reif ist, wird sich dieses vorerst feinstoffliche Geschehen in einer Handlung grobstofflich verwirklichen und damit hörbar und sichtbar, wägbar und messbar werden. Liebe, Hass, Geduld, der Sinn für das Gute und Schöne sind Eigenarten des menschlichen Wesens, sind Ausdrucksmöglichkeiten des Geistes. Unser Verstand ist sein Werkzeug, aber niemals der Geist selber. Empfindungen und Gedanken sind geistigen Ursprungs, und es ist wichtig zu erkennen, dass bereits auf dieser Ebene – durch unsere Unbewusstheit diesen Gedankenformen gegenüber – sich Unordnung einschleicht. Es ist nicht gleich, welchen Gedanken wir uns hingeben. Es ist nicht schwer zu erkennen, dass unser Denken letztlich unser Handeln bestimmt. Aber auch den Eindrücken und Bildern, die von aussen an uns herantreten, sollten wir bewusster begegnen. Wenn wir diesen Informationen in und um uns zu

bewusster begegnen. Wenn wir diesen Informationen in und um uns zu
wenig Beachtung schenken, schleichen sich krankmachende, uns nicht entsprechende Botschaften ein. Dr. Bach formulierte dies auf seine Weise: «Krankheit wird mit materiellen Mitteln nicht zu besiegen sein, weil Krankheit geistigen Ursprungs ist.»

Das Prinzip der Entsprechung oder der Resonanz

Dieses Prinzip besagt, dass eine Entsprechung zwischen der grobstofflichen, sichtbaren und der feinstofflichen, unsichtbaren, geistigen Welt besteht, dass ein äusserlich sichtbares Geschehen seine Ursache im inneren, Unsichtbaren, Geistigen hat. «Wie oben, so unten, wie unten, so oben.» Wenn wir etwas hören oder sehen, kann uns diese Information, diese Energie, erst wirklich berühren, wenn wir in uns den Keim, die Bereitschaft, zuzuhören und hinzuschauen, entwickelt und zur Reife gebracht haben. Erleben wir nicht oft, dass wir eine Wahrheit oft zu hören bekommen, darauf aber nicht reagieren. Es kommt in uns zu keiner Resonanz, weil wir die nötige Bereitschaft, dieses Wissen aufzunehmen, noch nicht geschaffen haben. Dieses Gesetz bestimmt darüber, wie wir auf die Information einer Blütenessenz ansprechen.

Das Prinzip der Polarität

Das Gesetz der Polarität weist uns darauf hin, dass alles zwei Seiten, zwei gegensätzliche, sich scheinbar ausschliessende Aspekte hat, zum Beispiel Hell und Dunkel, Gut und Böse. Immer wieder erfahren Sie, dass alles, was Sie erleben, aus zwei Blickrichtungen betrachtet werden kann. Auf der Ebene der Gedanken äussert sich dies im Für und Wider einer Sache, auf der Ebene des Gefühls erleben wir etwas als angenehm oder unangenehm. Diese Ausrichtung bewirkt auch, dass wir einen Gegenstand, Hab und Gut, erstreben oder ablehnen.
Ihr Erkenntnisdrang, Ihr Verstehenwollen lässt Sie weiterlesen. Unser Drang nach Wissen, nach Erkenntnis, letztlich auch nach Macht – Wissen ist Macht – liegt allen «wissenschaftlichen» Bestrebungen zugrunde. Im Schöpfungsmythos tritt dieses Bedürfnis des Menschen deutlich zutage. Die Schlange spricht: Nimm, iss die Frucht vom Baum der Erkenntnis, und du wirst erkennen, was gut und böse ist. Der Mensch ahnt und weiss, dass er mit dieser Bewusstheit einen Schritt zum Verstehen seines geistigen Wesens machen kann. Die Schlange hat Wort gehalten, und wir gelangen durch die Polarität zur Erkenntnis. In diesem Bereich, der sich uns vom einen zum anderen Pol ausbreitet, liegt das Feld, auf dem wir unsere Erkenntnisse sammeln – zwischen Gross und Klein, Hell und Dunkel, Nah und Fern, Schön und Hässlich, Gut und Böse, Oben und Unten.

Glückliche Stunden und Ereignisse offenbaren ihren wahren Glanz und Wert, mit anderen Worten, werden uns so richtig bewusst erst durch erlebtes Unglück. Wenn Sie geniessen wollen, enthalten Sie sich freiwillig eine Zeitlang der Speise oder dessen, was Sie gelüstet. Wenn Sie das Leben bewusster und tiefer verstehen und leben wollen, setzen Sie sich mit der Thematik des Todes auseinander.

Das Prinzip des Ausgleichs

Versuchen Sie nicht auch meistens allem Unangenehmen, allem Dunklen, allem, was hässlich und unschön ist, allem, was Schmerzen und Leid verursacht, aus dem Weg zu gehen? Gerade mit diesem Verhalten versuchen wir aber eine Gesetzmässigkeit zu umgehen: das Gesetz des Ausgleichs. Es ist nur allzu verständlich, dass wir einer für uns nicht erstrebenswerten Sache aus dem Weg gehen, einen Pol, die von uns als negativ bezeichnete Seite, meiden. Nun liegt es aber in der Gesetzmässigkeit, dass dieser Teil von uns auch gelebt werden muss. Das heisst, dass wir nicht nur lieb und nett sind, sondern auch garstig und abweisend sein können. Diese als schlecht und unrecht betrachtete Verhaltensweise, diese nicht erstrebenswerte Seite an uns, wollen wir selber nicht wahrhaben, geschweige denn mit diesem Verhalten an unsere Mitmenschen herantreten. Das ändert aber nichts daran, dass wir letztlich auch diese Seite in uns beherbergen, dieser abgelehnte Teil auch zu uns gehört. Sie haben richtig bemerkt, es geht um den Schatten oder auch um das Unbewusste unseres Wesens.

Was fehlt Ihnen?

Vor Jahren – vielleicht haben Sie es selber noch erlebt – fragte der Arzt, wenn Sie in die Sprechstunde kamen oder einen Hausbesuch nötig hatten: «Was fehlt Ihnen?» Eine im ersten Moment sinnlos erscheinende Frage. Sie haben stets mit Ihrem Befinden, mit Ihrem Unwohlsein geantwortet, also mit dem, was Sie haben, nicht mit dem, was Ihnen «fehlt». Trotzdem ist diese Frage sehr berechtigt, wenn wir uns die Mühe machen, den Ursachen, die hinter dem Zustand «Kranksein» stecken, näherzukommen. Wir fühlen uns nicht wohl, wir sind «nicht in Ordnung». Wir haben die Ordnung gestört und sind jetzt selber aus dieser Ordnung gefallen.
Das Bestreben des Menschen in früheren Zeiten war und ist es im Grunde heute noch, diese Ordnung wiederzufinden. Dazu müssen wir erkennen, wo wir gefehlt, wo wir Fehler gemacht und gegen die natürliche Ordnung verstossen haben, welches Gesetz wir übertreten haben. Wir bitten den Arzt oder den medizinisch gebildeten Menschen, eine Diagnose zu stellen. Wir bitten ihn, dass er uns «durchschaut». Denn das heisst dieses aus dem Griechischen stammende Wort in Wirklichkeit: diagnostere, durchblicken. Merken Sie, dass Sie im ganzheitlichen Sinne, und so wollen wir ja die ganze

Thematik stets betrachten, damit den Arzt überfordern. Es ist ihm nicht möglich, in einer halben Stunde – ohne den für Sie zutreffenden familiären, gesellschaftlichen und beruflichen Hintergrund wirklich ausgeleuchtet zu haben, und oft auch ohne Wissen um Ihre Beweggründe und Gefühle – eine tatsächliche «Durchsicht» Ihrer Person zu erlangen. Begreiflich, dass er diesem Anspruch nur im mechanischen, körperlichen Sinn zu entsprechen vermag. Wenn Ihnen daran gelegen ist, das Ihnen «Fehlende» zu erkennen und wiederzuerlangen, dann müssen Sie den Mut haben, im wahrsten Sinn des Wortes in den Mittelpunkt zu treten.

Die Mitte

«Die kranken Zustände sind dem Wahren näher als die sogenannten gesunden.»

Friedrich Hebel

Wenn wir in das Wort «Mittelpunkt» hineinhorchen, wozu uns der Heilpraktiker und Psychologe Thorwald Dethlefsen in seinen Vorträgen oft auffordert, so öffnen sich neue Wege, die weiterführen. Die Mitte einnehmen, etwas von der Mitte aus betrachten heisst beide Seiten einer Betrachtung zu unterziehen. Damit sind wir aufgefordert, gerade unsere Schattenseite in die Betrachtung miteinzubeziehen. Das, was uns so schmerzlich fehlt, was uns krank macht, ist jener Teil, den wir nicht betrachten, nicht wahrhaben und nicht leben wollen.

Am Beispiel Magenweh möchte ich Ihnen dies verdeutlichen. Eine Fehlfunktion auf der körperlichen Ebene weist immer auf einen Mangel oder Fehler auf einer übergeordneten Ebene hin. Nicht von ungefähr sagt der Volksmund: Was liegt dir auf dem Magen? Was stösst dir sauer auf?

Wenn wir vom Feinstofflichen herkommend, seelisch orientiert, die Frage an uns stellen, wie wir mit unseren Gefühlen in dieser oder jener Begebenheit umgehen oder umgegangen sind, kommen wir der Ursache unseres Magenwehs schon ein gutes Stück näher. Haben wir uns doch heute grün und blau geärgert über die Nachbarin, den Chef, die Verkehrsteilnehmer oder sonst etwas. Dafür haben wir uns dann auch eine gehörige Portion Süsses einverleibt oder die ganze Sache mit einem tüchtigen Schluck hinuntergespült. Wen wundert es, dass der Magen sich meldet und auf die übergeordnete, die seelische Ebene hinweist, auf der wir gefehlt haben

Die Richtung

Hinter unserem Ärger steht die Kraft zum Leben, die wir aber nicht richtig eingesetzt haben. Der Begriff «Aggression» stammt vom lateinischen aggredi, was soviel bedeutet wie ag = heran und gredi = schreiten gehen. An unser Leben herangehen, ja, aber wie? Jedes Gefühl, ob wir es als negativ oder positiv empfinden, ist eine Hilfe auf unserem Weg. Wenn uns etwas ärgert, so zeigt uns dies, dass eine Energie, über deren Verlauf wir bestimmen und für deren Auswirkungen wir die Verantwortung tragen, nicht mit unserem Wesen übereinstimmt. Die Ausrichtung der Kraft stimmt nicht. Sie haben vielleicht nur den Mitmenschen nicht richtig erkannt und verstanden. Damit sind Sie auf dem Weg zu mehr Verständnis und Mitgefühl. Ihr Ärger verraucht rasch und weicht der Betroffenheit, wenn Sie erfahren, dass Ihr Vorgesetzter, über den Sie sich so geärgert haben, selber in grosse finanzielle und persönliche Schwierigkeiten verwickelt ist. Es wird Ihnen begreiflich, warum er so abweisend war. Mit anderen Worten, uns fehlen die ordnenden und richtungweisenden Informationen. Diese Informationen sind in uns und werden uns bewusst, wenn wir die Tugenden der Seele, wie sie Dr. Bach nennt, Liebe, Verständnis, Grossmut, Verzeihen, Hingabe, Geduld und Demut entwickeln.

Dr. Bach weist uns darauf hin, dass wir eine Krankheit nicht bekämpfen sollen. «Krankheit ist weder Grausamkeit noch Strafe, sondern einzig und allein ein Korrektiv, dessen sich unsere Seele bedient, um uns auf den Weg zurückzubringen, von dem wir nie hätten abweichen sollen.» Bevor wir aber auf den Weg zurückkehren und das Korrektiv erkennen können, müssen wir hinschauen und akzeptieren, was uns widerfahren ist. Die Frage ist nicht so sehr, ob wir gesund oder krank sind, vielmehr, was wir mit unserer Gesundheit oder Krankheit machen. Das Streben nach Gesundheit nimmt heute oft fast krankhafte Züge an. Eine Menge von vermeintlich schädlichen Dingen wird gemieden und verunglimpft ohne die Erkenntnis, dass entsprechend dem Gesetz der Polarität der eine Pol den anderen bedingt. Ohne das eine ist das andere nicht denkbar, nicht existent.
Vielleicht verschliesst uns die Krankheit einige Wahrheiten; ebenso aber verschliesst uns die Gesundheit andere oder führt uns doch von ihnen weg, so dass wir uns nicht mehr um sie kümmern. Können Sie sich noch erinnern, welche Gedanken und Gefühle Sie bewegten, als Sie krank und fiebernd im Bett lagen. Ich weiss noch gut, wie ich mich eindringlich darauf besann, wieder dankbarer und empfindsamer zu sein und nicht alles als selbstverständlich zu betrachten, als mich einmal mein Verhalten gegenüber einer Schülerin belastete, die ich arg zurechtgewiesen hatte. Ich wollte dies wieder in Ordnung bringen, und ich höre noch heute, nachdem ich mich endlich dazu aufraffen konnte, mich für mein Verhalten zu entschuldigen, die Worte der Schülerin in meinen Ohren: «Oh, das ist schon in Ordnung, Sie sind ja dann auch krank geworden.» Narren- und Kindermund geben oft die Wahrheit kund.

Wir sprachen davon, dass wir wieder in den Mittelpunkt treten sollten. Wir betrachteten in einem ersten Schritt das Wort «Mitte» und wollen nun noch dem «Punkt» einige Gedanken widmen.

Geografisch, räumlich betrachtet, stellt der Punkt eine Stelle dar, die keine Dimension, keine Ausdehnung besitzt. Auf den Punkt kommen, einen Punkt machen sind wir oft geneigt zu sagen. Der Punkt wie auch der Kreis sind Symbole für die Einheit.

Dr. Bach macht uns darauf aufmerksam, dass einer von zwei grossen Fehlern, die wir auf dem Weg unserer Entwicklung oft machen, der Verstoss gegen die Einheit ist. Die Einheit ist das, was eins ist, was im Urgrund zusammengehört und nur durch unser polarisierendes Bewusstsein getrennt wird. Sündigen wird auch mit absondern umschrieben, Absonderung von der Einheit, das Wissen um Gut und Böse. Im Griechischen heisst sündigen «harmataean», was soviel bedeutet wie das Ziel nicht finden, den Punkt nicht treffen.

Die menschlichen Bedürfnisse

Der andere Fehler, der von uns immer wieder gemacht wird, ist nach Dr. Bach das Nichtbeachten der Forderungen unserer Seele. Diese seelischen Forderungen kommen in den menschlichen Bedürfnissen zum Ausdruck. Ein wichtiges Bedürfnis, das Verlangen nach Selbsterkenntnis, habe ich bereits erwähnt. Weitere Bedürfnisse liegen auf der körperlichen Ebene: das Bedürfnis nach Nahrung, Kleidung und Wohnung, das Bedürfnis nach Sicherheit, Eigenraum und Abgrenzung. Dann vor allem die sozialen Bedürfnisse nach Kommunikation und Austausch, nach Bildung und Weltanschauung, nach Gerechtigkeit und Ordnung, nach Freiheit und Unabhängigkeit, vor allem aber nach Liebe; die Bedürfnisse nach Wahrnehmung und Beobachtung, nach Schönheit und Ästhetik. An die Spitze setzt der Psychiater Maslow das Bedürfnis nach Selbstverwirklichung, bei dem vor allem die Durchsetzung, die Selbstbehauptung und die Bewusstseinserweiterung eine wichtige Rolle spielen. Diese Bedürfnisse sind uns allen eigen. Es stellt sich die Frage, in welchem Umfang und mit welchem Einsatz der einzelne diese Bedürfnisse leben muss und darf. Dazu kann uns die Astrologie als esoterische Disziplin eine Hilfe bieten, indem sie uns aufzeigt, was wie und wann anzustreben und zu verwirklichen ist. Ich gehe im Kapitel Blütenessenzen und Astrologie (Seite 111) näher auf diese Thematik ein.

Das Wirken unseres Geistes und der Seele zeigt sich in unseren Empfindungen und Gefühlen. Unser Lebensweg besteht nicht aus einer Anhäufung von uns zufällig in den Weg gelegten Schwierigkeiten, sondern ist auf uns abgestimmt. Damit haben wir die Möglichkeit, Erfahrungen zu machen, uns weiterzuentwickeln und zu reifen. Die Seele hilft uns auf unserem

Weg. Sie weiss um unsere ureigene Aufgabe, um unsere individuelle Entwicklung.

Die Tugenden der Seele müssen entwickelt und in unserem Leben zur Entfaltung gebracht werden. Stärke, Mut, Standhaftigkeit, Toleranz, Mitgefühl, Vergebung und Liebe sind einige dieser Seeleneigenschaften. Wenn wir bereit sind, diese Tugenden zu entwickeln, «auszuwickeln», sind wir auf dem Weg, auf dem Weg nach «innen». Weigern wir uns, diese Schwingungen, diese Potentiale, diese Aufgaben anzunehmen, so geraten wir in Disharmonie. Disharmonie zeigt sich in Ruhelosigkeit, Ungeduld, Fanatismus, Zwang, Kummer, Schrecken, Angst, Unentschlossenheit und Zweifel. Diese disharmonischen, desorientierenden Schwingungen sind die wahren Ursachen von Krankheit.

Die Seele

Dr. Bach betrachtet die Seele als eine Führerin, die weiss, was uns in diesem Leben für Erfahrungen zustehen, und die uns so weist, dass wir diese Erfahrungen machen. Sie fragen sich, woher weiss denn die Seele, was mir in diesem Leben not tut, was für mich nötig ist? Dr. Bach ist der Ansicht, dass der Mensch in einem Erdenleben nicht zur ganzheitlichen Reife, zur Vollkommenheit und Weisheit gelangen kann. Wir müssen in mehreren Wiederverkörperungen diese Reife erarbeiten. Mit anderen Worten, wir werden uns solange reinkarnieren, bis wir unsere Tugenden entwickelt und die Einheit erkannt haben. Wir sprechen in diesem Sinne auch von Erlösung und Erleuchtung. Wir werden uns letztlich von der Polarität lösen können, indem wir den Punkt finden und dem Licht näherrücken, lichtvoller, leuchtender werden. Jedes Erdenleben entlässt uns um viele Erfahrungen reicher. Die Erkenntnisse, die wir dabei gewinnen durften, sind uns in Form von Informationen oder anders ausgedrückt als Talente und Begabungen zugänglich. Es sammelt sich ein Potential an, das für uns bereitsteht. Den Tugenden der Seele zu gehorchen heisst, diese Begabungen – diese Gaben – einzusetzen, sich ihrer zu bedienen. Damit sind wir aufgefordert, uns auf dem uns zustehenden Weg zu verwirklichen. Ich musste als junger Lehrer bald erkennen, dass ich nicht alle mir anvertrauten Kinder annehmen und lieben konnte, so sehr ich mir dies anfangs vorstellte und einbildete. Nach und nach erkannte ich, dass ich mich selber besser annehmen und lieben lernen musste, bevor ich mein Herz der Liebe öffnen und mehr Menschen, mehr Welt darin Platz finden konnten. Versuchen Sie vor allem, zu sich selbst verständnisvoll zu sein. Nehmen Sie sich an in Ihrem Schwachsein, dann erst können Sie beginnen, diese Schwächen, die aus einem anderen Blickwinkel auch Stärken sind, anzunehmen. Söhnen Sie sich mit diesem von Ihnen oft abgelehnten Teil aus. So wird es Ihnen gelingen, Ihre Zartheit und Zerbrechlichkeit in die Stärke hinüberzuretten. Liebe schenken und Wärme verströmen heisst vor allem, sich selbst liebevoll zu begegnen, in sich Wärme und Geborgenheit zuzulassen. Mit einem Gedicht von Ulrich Schaffer möchte ich dieses Kapitel abrunden.

Nimm dich an

Sei du die, die du bist. Sei du der, der du bist.
Erst dann fängst du an, zu werden, was du sein möchtest.
Versteh deine Schwächen, erst dann kannst du mit ihnen arbeiten
und sie zu Stärken verwandeln.
Setz deine Stärken so ein, dass du noch zerbrechlich bleibst
und niemand unnötig abschreckst.
Achte auf deine Unsicherheiten, sie öffnen dir Wege in neues Land.

«Bestimmte wildwachsende Blumen, Büsche und Bäume höherer Ordnung haben durch ihre hohe Schwingung die Kraft, unsere menschlichen Schwingungen zu erhöhen und unsere Kanäle für die Botschaften unseres spirituellen Selbst zu öffnen; unsere Persönlichkeit mit den Tugenden, die wir nötig haben, zu überfluten und dadurch die Charakter-Mängel auszuwaschen, die unsere Leiden verursachen. Wie schöne Musik oder andere grossartige inspirierende Dinge sind sie in der Lage, unsere ganze Persönlichkeit zu erheben und uns unserer Seele näher zu bringen. Dadurch schenken sie uns Frieden und entbinden uns von unserem Leiden. Sie heilen nicht dadurch, dass sie die Krankheit direkt angreifen, sondern dadurch, dass sie unseren Körper mit den schönen Schwingungen unseres höheren Selbst durchfluten.»

Die Essenz

Heilpflanzenanwendung

In der Heilpflanzenanwendung unterscheiden wir die wissenschaftliche Anwendung, die Volksheilpflanzenkunde und die esoterische, feinstoffliche Heilpflanzenanwendung.

- In der wissenschaftlich orientierten Heilpflanzenanwendung werden die Pflanzen und ihre Wirkstoffe unter Laborbedingungen untersucht und eingeteilt. Hier kommen ausschliesslich Heilpflanzen zum Einsatz, deren Wirkstoffe wäg- und messbar nachgewiesen werden können.
- In der Volksheilpflanzenkunde kommen auch Heilpflanzen zur Anwendung, deren Wirkstoffe nicht in vollem Umfang wissenschaftlich nachgewiesen sind. Oft fehlen labormässige Untersuchungen auch, da eine genauere und tiefergehende Abklärung sehr teuer und unrentabel ist. Die zu analysierenden Wirkstoffe dieser Heilpflanzen treten sehr subtil in Erscheinung und können mit den zur Verfügung stehenden technischen Apparaten nur teilweise erfasst werden.
- In der esoterischen, feinstofflichen Heilpflanzenanwendung wird die Pflanze ganzheitlich betrachtet. Die der Natur innewohnenden Kräfte und Gesetze werden bei der Gewinnung wie auch bei der Einnahme dieser Essenzen oder Konzentrate beachtet. Es geht um die ordnenden Informationen, die hinter der materiellen Pflanzenhülle wirksam sind. Solche feinstofflichen, im geistig-seelischen Bereich wirkenden Schwingungen entziehen sich der labormässigen, schulwissenschaftlichen Vorgehensweise.

Die Blütenessenzen nach Dr. Bach gehören in die esoterische Heilpflanzenanwendung. Die Bach-Blütentherapie ist eine einfache und natürliche Methode, die dem Menschen hilft, sein inneres Gleichgewicht und seine Harmonie aufrechtzuerhalten und zu fördern. Dabei wird der Seelenzustand des Menschen als Ansatzpunkt gewählt, denn er ist auch die Grundlage für die Krankheit, die sich später körperlich zeigt.
Viele Jahre suchte Dr. Bach nach einer natürlichen Methode, die vor allem unsere seelische Entwicklung beeinflussen und somit auch unseren Körper heilen könnte. Er fand 38 Blüten und beschrieb deren subtile Wirkung (Schwingung) auf unsere Psyche.
Wie teilt sich uns die subtile Schwingung der Pflanzen mit? Wie können wir diese Informationen aufnehmen? Wenn Sie sich geärgert haben, wenn Sie

aus dem Gleichgewicht geraten sind, erfahren Sie immer wieder, wie Ihnen ein Spaziergang an der frischen Luft, in der Natur guttut. Oft kehren Sie ganz anderen Sinnes nach Hause zurück. Was ist geschehen?

Natur ist Ordnung

Wenn wir unsere Augen öffnen und die Natur beobachten, sehen wir eine sinnhafte Folge allen Geschehens. Das Keimen kommt vor dem Spriessen der Blätter, die Blüte entwickelt sich vor der Entstehung der Frucht. In allem natürlichen Werden und Geschehen liegt eine Ordnung. In unserem Körper laufen die Funktionen ebenfalls geordnet und in logischer Reihenfolge ab. In uns wirkt die gleiche Ordnung. Über die Entstehung des Kosmos und der Welt gibt es verschiedene theoretische, gedankliche Modelle: Urknall oder immerwährendes Universum, Chaos oder Komplexität. Physiker und Kosmologen unterbreiten uns diese Denkmodelle in meist schwer- bis unverständlicher Form. Was wir selbst mit offenen und aufgeweckten Sinnen feststellen können, ist die Tatsache, dass in der Natur Gesetze wirken. Gesetze, die sich in unserem Alltag als Regeln, Formen und Verhaltensweisen zeigen. Jedes menschliche Zusammensein fügt sich ordnenden Strukturen. Die Zellen unseres Körpers ordnen sich der Wesenheit Mensch unter. Sobald die Regeln nicht mehr eingehalten werden, entsteht Verwirrung. Wenn die Zellen nicht mehr gehorchen, entsteht Krankheit. Der Zweck dieser Ordnung ist, das Zusammenspiel der Elemente, das Gleichgewicht aufrechtzuerhalten. Krankheit kann als Disharmonie bezeichnet werden. Gesundheit bedeutet also ein harmonisches Zusammenspiel von Körper, Seele und Geist.

Sicher haben Sie schon selbst erfahren, wie kräftigend und anregend der Duft des Rosmarins wirkt. In alten Überlieferungen kann man nachlesen, dass der Rosmarin besonders gut in Gärten gedeiht, wo die Hausherrin das Regiment führt. Die Studenten im antiken Rom legten sich Rosmarinkränze auf das Haupt, um ihre Willenskraft und die Konzentration zu fördern. Die Wirkung des Rosmarins teilt sich uns nicht allein innerlich eingenommen, sondern auch über den Duft mit. Die kräftigende Schwingung der Eiche können wir aufnehmen, wenn wir unseren Rücken an ihren Stamm lehnen, uns in ihrem Bannkreis aufhalten. Unter den Linden oder Platanen eines Gasthofes entsteht wie von selbst Geselligkeit und Frohmut. Unter Linden kannst du dich finden, heisst es im Volksmund. Und auch, dass wir unsere Ferien gerne im Schatten des regenerierenden Olivenbaums verbringen, hat seinen guten Grund. Wie diese Beispiele zeigen, teilen sich uns die ordnenden Schwingungen der Natur auf drei Ebenen mit. Als Information, als Energie und als Materie – ganz im Sinne der Dreiheit des Menschen von Geist, Seele und Körper. Diese drei Ebenen bilden eine Einheit. Information und Energie sind erst in der Materie für uns sichtbar und messbar. Bei den von Dr. Bach bezeichneten Blüten und Pflanzen geht es nicht um deren Wirkstoffe im materiellen, grobstofflichen, sondern im feinstofflichen Sinne.

Blütenessenzen

Bei den Bach-Blüten sprechen wir von Essenzen. Das Wort Essenz kommt vom lateinischen essentia, «Wesen». Die Essenz bedeutet das Wesentliche, das hinter der sichtbaren Form Stehende, der Inhalt, mit anderen Worten das Geistige. Es geht bei der Essenz um die Botschaft der Blüte. Dabei wird der Materie keine Beachtung geschenkt, werden der Pflanze keine Wirkstoffe im materiellen Sinne entzogen.

Versuchen Sie sich eine Rose vorzustellen. Schliessen Sie die Augen, und horchen Sie in sich hinein, was geschieht? Spüren Sie, dass allein schon durch die Vorstellung einer Rose eine Spur Wärme, ein Schimmer von Zuversicht und Liebe sich zu regen beginnen. Die Rose, das Symbol der Liebe. In Ihnen hat sich die Urinformation der Rose mit ihren Empfindungen und Gefühlen verbunden. Dieses feinstoffliche Gebilde ist für Sie fühlbar geworden. Die Essenz der Heckenrose beispielsweise hilft uns, der Alltag mit Interesse und Freude zu bewältigen. Ihre Botschaft lässt uns freier und angepasster auf die Anforderungen des Lebens reagieren. Früher verbeugten sich Wanderer auf Ihrem Weg oft vor den Blüten des Heckenrosenstrauchs. War es, weil sie die Botschaft der Heckenrose — vielleicht durch die Ruhe und den Ausgleich, die das Wandern schenkt — noch empfinden und aufnehmen konnten?

Im ersten Kapitel erwähnte ich, dass jeder Tat ein Gedanke, eine feinstoffliche Begebenheit, vorausgeht. Dieser Gedanke allein ist noch reine Information und wird von Ihnen mit Gefühlen wie Interesse, Hoffnung, Bereitschaft, Mut, Wille usw. energetisch aufgeladen.

Die Information

Frederic Vester schreibt: «Information ist eine eigene Wesenheit und weder mit Energie noch mit Materie identisch. Sie ist deshalb auch nicht an Raum und Zeit gebunden. Sie kann Materie und Energie als Träger benutzen, gehorcht aber immer nur ihren eigenen Gesetzen. Sie kann sich selbst vervielfältigen, dabei gewaltige Kräfte und Energien in Bewegung setzen, ohne selbst Energie zu sein. In allen lebenden Systemen ist deshalb immer Information im Spiel.» Diese Erkenntnis aufnehmend, können wir formulieren: Die Essenz, die Information, die uns eine Pflanze, eine Blüte, schenkt, hilft uns, unsere Lebensenergie, die ohne Information orientierungslos ist, zu ordnen. Damit können wir unser Leben in individuelle Bahnen lenken und zielgerichtet vorwärtsschreiten. Dr. Bach: «Sie heilen nicht dadurch, dass sie die Krankheit direkt angreifen, sondern dadurch, dass sie unseren Körper mit den schönen Schwingungen unseres höheren Selbst durchfluten.»

Blütenessenzen beinhalten vor allem Informationen. Die Erfahrung zeigt, dass vor allem diese uns von der Pflanze geschenkte Information wesentlich ist. In diesem Zusammenhang ist es wichtig zu verstehen, dass alles, was ich an Information und Energie aufnehme, von mir letztlich auch verarbeitet und weitergegeben werden muss.

Die Energie

Damit die Information Form und Gestalt annimmt, muss Energie hinzukommen. Erst wenn sich mit einem Gedanken, einer Vorstellung oder Gefühlen seelische Kraft verbindet, beginnen Sie sich zu regen, werden Sie aktiv. Durch die Verbindung Ihrer Idee mit der Hoffnung und der Freude – nach Dr. Bach zwei Tugenden, Energien der Seele – wird Ihr Gedanke energetisiert, gewinnt er Kraft. Diese Überlegungen sind wichtig, da ich immer wieder die Ansicht höre, dass die «Energie» der Bach-Blüten diesem oder jenem Menschen geholfen hat. Ich bin nicht der Meinung, dass die Energie geholfen hat, sondern dass sich die Information ordnend auswirkt und damit die Kräfte anders geleitet werden.

Die Informationen der Blütenessenzen verbinden uns mit dem geistigen Lebensquell. Sie helfen uns, am Leben teilzunehmen und die uns zufliessenden und zur Verfügung stehenden Kräfte besser einzusetzen. Mit anderen Worten: Sie bereiten uns darauf vor, den auf uns einströmenden Informations- und Energiefluss aufzunehmen.

Der alte Brunnen

Der alte Brunnen spendet leise
sein Wasser täglich gleicherweise.
Ich möchte diesem Brunnen gleichen,
was in mir ist, stets weiterreichen.

Doch geben, geben alle Tage
sag, Brunnen, wird dies nicht zur Plage?
Da sagt er mir als Jochgeselle:
«Ich bin ja Brunnen nur – nicht Quelle!
Mir fliesst es zu – ich geb es weiter,
das macht mein Dasein froh und heiter.»

So leb ich nach des Brunnens Weise,
schöpf täglich Kraft zur Lebensreise
und will – beglückt – stets weitergeben,
was mir die Quelle schenkt im Leben.

Die Quelle sind all die Informationen und Energien, die das Licht, die Natur uns tagtäglich bereithalten. Dahinter steht eine Aufforderung. Der Sinn unseres Lebens kann sich nicht darin erschöpfen, diese Gaben zu geniessen oder anzuhäufen. Das Leben stellt uns eine Aufgabe, unsere individuelle Lebensaufgabe.

Die Lebensaufgabe

Dazu erzählt Dr. Bach (Seite 126) die folgende Geschichte: «Ein kleines Kind hat sich vorgenommen, rechtzeitig zum Geburtstag seiner Mutter ein Bild von einem Haus zu malen. In seiner Vorstellung hat das Mädchen das Haus schon fertig gemalt; sie weiss genau, wie es aussehen wird, bis hin zu der kleinsten Einzelheit, und muss es nur noch zu Papier bringen. Sie holt den Farbkasten, den Pinsel und einen Lappen hervor und macht sich voller Begeisterung und Glück ans Werk. Ihre ganze Aufmerksamkeit und allen Fleiss konzentriert sie auf das, was sie tut – nichts kann sie von der Arbeit, die vor ihr liegt, abhalten. Das Bild wird rechtzeitig zum Geburtstag fertig. So gut sie nur konnte, hat sie ihre Vorstellung von einem Haus Gestalt werden lassen. Es ist ein Kunstwerk, denn es ist alles ganz von ihr; jeden Pinselstrich hat sie aus Liebe zu ihrer Mutter gemacht, jedes Fenster, jede Türe gemalt voller Überzeugung, dass es genau an dieser Stelle zu sein hat. Und selbst wenn das Ganze aussieht wie ein Heuschober, ist es das vollkommenste Haus, das je gemalt wurde: Es ist ein Erfolg, weil die kleine Künstlerin Herz und Seele ja, ihr ganzes Wesen hineingelegt hat. Das ist Gesundheit, das ist Erfolg und Glück und echter Dienst: Dienen durch Liebe in vollendeter Freiheit auf unsere eigene Weise.»

Mit der Geschichte vom Mädchen weist uns Dr. Bach auf unser eigenes Leben hin. Wenn wir uns mit dem Mädchen vergleichen, können wir erkennen, dass auch wir wissen, welches Bild wir zu malen haben. Wir müssen dem inneren Bild nur noch zu seiner sichtbaren Gestalt verhelfen. Es gilt, einem Lebensplan, einem in uns angelegten Muster, zu folgen. Wir sollten dieser unserer Lebensaufgabe gerecht werden, um unser Leben mit Inhalt zu erfüllen. In der Natur, bei den Pflanzen, «den stillen Dienern des Menschen» (Silvia Wallimann), suchte und fand Dr. Bach diese unserer Seelenplan ansprechenden Informationen. Die von ihm bezeichneten Pflanzen- und Blütenessenzen helfen uns, unser eigenes Lebensmuster besser zu erkennen.
Spüren Sie, dass Sie einzigartig sind und dass jede Information Sie auf eine einmalige Art und Weise zum Schwingen und zum Klingen bringt. Sie lenken mit dieser Information Ihre Energien so, wie es für Sie stimmt. Die von aussen kommende, von der Blütenessenz geschenkte Information verbindet sich mit Ihrer «Lebensessenz», verbindet sich mit dem einmaligen Grundmuster, das Ihr Leben prägt, und ist Ausdruck Ihres Wesens.

Das uns ins Leben Mitgegebene – Talente, Begabungen, Aufgaben – stellt ein Programm dar. Dieses Programm begleitet uns, will erlebt, erfasst und verwirklicht werden. Trotz aller Festlegung sollten wir uns klar sein, dass es sich lediglich um ein Programm, um ein Muster handelt, das von uns erst ins Leben übersetzt werden soll. Dieses Muster stellt den Rahmen dar, innerhalb dessen Sie sich entwickeln dürfen, können und sollen. Peter Mandel schreibt in seinem Buch «Esogetik»: «Verstösst die Wesenheit Mensch immer wieder gegen das eigene Programm, wird dies zur Blockade der übergeordneten Information führen. Was dann Fehlreaktionen von extrem vielen untergeordneten Regelkreisen auslösen wird. Der Mensch wird krank.» Dr. Bach formuliert diesen Aspekt mit anderen Worten: «Krankheit ist weder Grausamkeit noch Strafe, sondern einzig und allein ein Korrektiv, dessen sich unsere Seele bedient, um uns wieder auf den Weg zurückzubringen, von dem wir nie hätten abweichen sollen.»

Der Ton

Lassen Sie mich diese Gedanken mit einem Vergleich etwas anschaulicher einkleiden. Wenn wir ein Lied harmonisch und richtig singen wollen, müssen wir uns seiner Tonart und seiner Töne bewusst sein. Dann wird es uns gelingen, es zu singen. Das Lied unseres Lebens ist uns mitgegeben. Die Tonart, die Färbung, mit der wir singen, ist als Charakter in uns angelegt. Unser ganzes Leben dreht sich um das Bemühen, diese unsere Melodie zu singen.
Zuerst müssen wir versuchen, anhand unserer Talente unsere Möglichkeiten und Aufgaben festzustellen. Einzelne Strophen des Liedes, einzelne Töne sind uns immer zugänglich, andere sind schwerer anzustimmen. Einzelne Töne geraten in Vergessenheit. Solche uns entfallenen Töne, wir könnten auch sagen, die uns fehlende Information, müssen wir anzunehmen und in unser Leben einzubauen lernen. Die Pflanzen, die stillen Diener des Menschen, halten uns diese Töne in ausgewählten Essenzen und Elixieren bereit und stellen Sie uns zur Verfügung.
Den Ton zu finden und erklingen zu lassen setzt die bereits erwähnte Ordnung und ein Sich-Einordnen voraus. Auch der Bezug zur Einheit ist gut ersichtlich; wie könnten wir in einer Gesangsgruppe mitwirken und uns einreihen, wenn unser Ton nicht angeglichen, der Melodie nicht entsprechen würde. Das Wort «Schwingung» ist hier das zutreffende. In allem Schwingen liegt Information und Energie. Es geht um bewegen, auf dem Weg sein, mitschwingen. Fallen wir aus diesem Schwingen, aus dieser Ordnung, so erfahren wir die Disharmonie und alles, was damit zusammenhängt.

«Die Wirkung dieser Heilmittel besteht darin, dass sie unsere Schwingungsrate erhöhen und uns innerlich für die Wahrnehmung unseres spirituellen Selbst öffnen, dass sie uns ausserdem ganz mit jener Kraft erfüllen, derer wir am dringendsten bedürfen, und uns von jener Fehlhaltung reinigen, die die Ursache unseres Leidens ist.»

Jeder Krankheit geht eine negative psychische Stimmung, sei es Niedergeschlagenheit, Missmut, Ärger, Angst, Unsicherheit, Sorge, Gedrücktheit oder Mutlosigkeit voraus. Louis Pasteur, ein bekannter Bakteriologe, machte eindringlich darauf aufmerksam, dass nicht dem Bakterium, sondern dem Terrain grundlegende Beachtung zuteil werden sollte. Eine traurige Stimmung drückt aufs Gemüt und lässt uns unbeweglicher, bedrückter werden. Die Schwingung, mein Lebensgefühl, entscheidet darüber, wie ich meinen Körper aufbaue und damit das Terrain gestalte. Angst drückt mir auf die Brust, schnürt mir die Kehle zu, lässt mich gespannt und gebückt im Leben stehen. Bereits auf dieser Ebene negativer Gemütsstimmungen, können wir den zugrundeliegenden Fehler erkennen und uns ändern. Wir haben die Kraft, uns zu ändern, aber wir müssen uns zunächst bewusst werden und erkennen, woran wir leiden, wo wir stehen.

Mitte und Ausgleich

Dr. Bach weist uns immer wieder auf die Harmonie hin. Disharmonie, Störendes, aus dem Gleichgewicht Geratenes ist zu beachten. Es zeigt sich, dass uns all das aus dem Gleichgewicht, aus der Mitte bringt, von dem wir zuviel oder zuwenig haben. Nicht nur Leidvolles, Unangenehmes stört, auch Freudiges, Angenehmes wird, wenn zu oft erlebt, als störend und überflüssig (über-fliessend) empfunden. Diesem Zuviel oder Zuwenig ist besondere Beachtung zu schenken. Mit anderen Worten: Es gilt in allem die Mitte zu finden. In Freude, Mut, Geduld, Stärke, Weisheit und Zuversicht wie in Trauer, Angst, Ungeduld, Schwäche, Unwissenheit und Hoffnungslosigkeit gilt es, durch den Ausgleich die weiterführende Kraft zu erlangen.

Wir können von allem zuviel oder zuwenig haben oder erleben. Zuviel Angst wirkt genauso disharmonisch wie keine Angst zu empfinden oder zuzulassen. Beide Extreme, beide Pole entführen uns der Mitte. So betrachten wir vorerst einmal jeden Bereich, in dem sich ein Ungleichgewicht bemerkbar macht, und fragen uns, wo wir stehen. Wie gesund fühlen Sie sich? Wie krank sind Sie? Wieviel Freude erleben Sie? Wieviel Leid müssen Sie ertragen? Wieviel Dunkelheit lassen Sie zu? Wieviel Licht erfüllt Ihr Leben?

Wir sind auf Erden, um Erfahrungen zu machen. Diese Erfahrungen werden uns aber oft nicht zugestanden. Als Kind müssen wir immer gehorchen, als Erwachsene angepasst und konform reagieren. Der nötige Ausgleich, einmal missmutig und passiv zu sein oder gar die ungehorsame und aufbegehrende Seite unserer Persönlichkeit zu zeigen, ist weder gefragt noch toleriert. Das Gesetz des Rhythmus oder des Ausgleichs aber fordert, dass wir das, was für uns zuviel ist, abgeben oder loslassen und das, was uns fehlt, aufnehmen.

«Ein Beibehalten eines Zustandes, den wir als mangelhaft, störend und ungeordnet empfinden, und zwar über den Zeitpunkt des Erkennens hinaus, ist es, was anhaltende Disharmonie und letztlich Krankheit, also ein körperliches Symptom hervorbringt», lehrt uns Dr. Bach. «Die Seele weiss, dass einzig Wunschbefriedigung all das zu heilen vermag, was wir in dieser Welt als sündhaft und falsch ansehen, denn solange unser ganzes Sein gegen eine bestimmte Verhaltensregel revoltiert, wird der betreffende Fehler nicht ausgemerzt, schlummert vielmehr in uns weiter. Und deshalb ist es beispielsweise auch besser, den Finger so lange immer wieder in das Marmeladenglas zu stecken, bis man die Marmelade nicht mehr sehen kann und diese keinerlei Verlockung mehr darstellt.»

Die Lösung

Es geht nicht darum, einen Pol des sich uns stellenden Problems zu negieren und einseitig nur die uns genehme Seite anzustreben. Wenn sich Warzen zeigen, eine unangenehme und hässliche Angelegenheit, geht es darum, dieses Symptom anzunehmen. Ich empfehle den Kindern, die Warzen zu streicheln, sie zu liebkosen, ja sogar liebevoll mit ihnen zu sprechen. Gelingt diese Haltung der Annahme, verschwinden die Warzen oft, wie sie gekommen sind. Alles, was ich annehme, in mein Wesen integriere und mit dem ich mich auseinandersetze, kann ich verstehen und letztlich lieben lernen. Erst was ich liebgewonnen habe, kann ich wirklich loslassen. Der Ausgleich erfolgt durch das Annehmen des abgelehnten Pols. Haben wir so die Mitte erreicht, können wir uns auch lösen und erhalten damit die Freiheit, eine Stufe weiter zu schreiten. Das Finden der Mitte ist nicht so sehr ein Lernprozess als vielmehr ein Erkennen der Zusammenhänge, die existieren und immer existiert haben. Wir lernen, offen zu werden und uns in diesen Prozess hineinzugeben. In dieser Hingabe ersteht das, was wir auch als Liebe bezeichnen. Liebe ist in jedem Fall eine Anhebung unserer Schwingung und ermöglicht uns, andere Ebenen, andere Bereiche anzuziehen: wir schlagen andere Töne an.

Wenn wir uns öffnen, den Ausgleich suchen, dem Problem unsere Beachtung schenken, kommt eine Zeit, in der wir erkennen können, dass eine Korrektur nötig ist. Wir sprechen auch von vernünftig oder reif werden.

Das Problem

Eine Blütenessenz oder, anders ausgedrückt, die Information, die uns die
Natur in der Essenz schenkt, hilft uns, die Mitte in der uns betreffenden
Problematik zu finden. Die uns gestellte Aufgabe, das Problem, wird uns
durch eine Essenz nicht genommen, wir werden der Aufgabenstellung
nicht enthoben. Das Sonnenröschen (Rock rose) zum Beispiel schenkt uns
die Information, die uns bei panischer Angst hilft, die Mitte zu finden. Das
heisst, die Angst wird nicht bekämpft oder verdrängt, sondern die uns
fehlende Information des Vertrauens und der Zuversicht wird auf die
andere Seite der Waagschale gelegt.
Nicht nur gedanklich, sondern auch seelisch können wir vergessen und uns
nur noch schwer an einen Zustand des Mutes und der Zuversicht zurück-
erinnern. In der positiven Denkweise, wie sie uns in der Coué-Methode
vorgelebt wird, können wir selbst erfahren, wie stark eine positive Information, eine Suggestion, zu wirken und uns zu verändern imstande ist. Das
enthebt uns aber keineswegs der Aufgabe, den negativen Punkt, das Problem, zu betrachten und zu lösen. In der Mitte liegt die Möglichkeit,
Einfluss zu nehmen, unsere innere Heilkraft fliessen zu lassen. Erst in dieser
Mitte können auch alle äusserlich eingesetzten Mittel ihre Schwingung
(Information und Energie) einbringen, sind wir überhaupt erst imstande,
diese Informationen und Energien aufzunehmen und für uns hilfreich umzuwandeln und einzusetzen.
Blütenessenzen wirken nicht gegen eine Krankheit, gegen ein Gefühl oder
ein Problem, das sich uns stellt. Sie helfen uns, die Mitte zu finden, von der
aus wir weiterschreiten und den Schritt in die Ordnung vollziehen können.
Bedenken Sie, dass Energie, dass Ihre Kräfte nur durch und mit der zugrundeliegenden Information geordnet, gezielt einsetzbar sind. Eine Explosion
wirkt zerstörend und vernichtend. Die gelenkten und geordneten Explo-
sionen, die im Zylinder eines Automotors stattfinden, treiben an und
stehen zur Fortbewegung zur Verfügung.

Gedankenmagie

Haben Sie – um etwas weiter auszuholen – schon daran gedacht, beim
Essen, beim Einverleiben der von Ihnen verzehrten Lebensmittel in Ge-
danken diese Kräfte zu steuern, diese Energien mit Ihrer Information zu
versehen?
Es ist nicht belanglos, was Sie beim Zubereiten und beim Verzehren der
Lebensmittel denken. Ihre Gedanken begleiten die einverleibte Nahrung.
Bewusstes Verzehren und Aufnehmen der Speise lässt unseren Körper

schneller regenerieren und erstarken. Essen Sie ruhig und bedacht, atmen Sie tief, kauen Sie gut und gedenken Sie in Dankbarkeit des Schöpfers und der Menschen, die Ihnen diese Speise schenken. Essen Sie nie, wenn Sie verdrossen oder von Sorgen belastet sind, vermeiden Sie Traurigkeit und Unbedachtsamkeit beim Essen. Sie werden in dieser Weise die Nahrung nicht nur aufnehmen, sondern auch zum eigenen Wohl umsetzen können.

Wenn wir uns gedanklich noch etwas weiter bemühen, erkennen wir, dass es auch bei der Speise darum geht, die für uns stimmenden Informationen und Energien aufzunehmen. Die Nahrung hilft uns auf unserem Entwicklungsweg. Wichtig ist auch hier, zu erkennen, was uns guttut, was wir nötig haben.

Die Qual der Wahl

Die Botschaft der Pflanze ist eingebettet in die Uridee, die dieser Pflanze zugrunde liegt. Nicht nur Pflanzen, sondern alles in der Schöpfung enthält und schenkt Schwingungen, Botschaften. Es ist unsere Aufgabe, den uns entfallenen Ton, die uns fehlende Information, anzunehmen und in unser Lied des Lebens einzubauen. Die Schwierigkeit liegt darin, zu erkennen, welches die für uns im Moment zutreffende, stimmige Information, dieser Ton ist. Während der Mensch in den vergangenen Jahrhunderten mühsam einzelne Töne suchen musste, stehen im kommenden Zeitalter des Wassermanns die Informationen, Möglichkeiten, Mittel und Wege in grosser Vielfalt zur Verfügung.

Aus dieser Vielfalt die für uns stimmenden Töne auszuwählen, wird unser Problem sein. In den letzten Jahren haben die Ihnen zur Verfügung stehenden Essenzen stark zugenommen. Es gibt heute neben den 38 bekannten Bach-Blütenessenzen Alpenblumenessenzen, Kalifornische Essenzen, Australische und Neuseeländische Essenzen, Essenzen der Orchideen des Amazonasgebietes, Edelsteinessenzen usw. Alle diese Essenzen und Elixiere können uns weiterhelfen, wenn wir ihre Botschaft, ihre «Sprache», verstehen. Der Vergleich mit den verschiedenen Sprachen, die auf der Erde gesprochen werden, hilft uns weiter. Jede Sprache besitzt ihre Eigenheiten und Feinheiten, das trifft auch auf die verschiedenen Essenzen zu. Die Kenntnis einer weiteren Sprache eröffnet uns neue Horizonte, lässt uns in intensiveren Kontakt mit den Menschen dieser Erde kommen. Verschiedene Sprachen helfen, weitere Bereiche und Denkweisen anzuhören und anzutönen. Es gibt viele Informationen, die zur Lösung einer Aufgabe heranzuziehen sind. So ist es auch mit dem Pflanzenreich. Die Natur schenkt uns viele Informationen, die uns verschiedene Wege zum Heil eröffnen. Welchen Weg Sie wählen, welche Sprache Sie sprechen, hängt davon ab, welchen Weg Sie im Leben gehen müssen.

Der Ton Deiner Glocke ist die Resonanz Deines Seins,
ist die Schwingung, auf der Du zur Zeit schwingst.
Du bringst Deine Glocke selbst zum Schwingen
und erzeugst in anderen den Klang, der Deinem Ton entspricht.
Alles, was Du hörst, alles, was Du siehst, berührt Dich und Deine Glocke
in dem Masse, als es mit ihrem Ton übereinstimmt.
Mit Deinem Ton bringst Du gleiche Töne im anderen zum Schwingen,
zum Vibrieren, denn sie sind Resonanzen Deines eigenen Tones,
Deiner eigenen Schwingung.
Wenn in Dir kein Ton des Ärgers ist, wirst Du nicht einmal realisieren,
dass Dich andere ärgern wollen – oder es wird Dich nicht berühren.
Wenn in Dir der Ton der Angst ist, wirst Du alles hören und sehen,
was Deine Angst vertiefen und aktivieren wird.
Du wirst immer wieder dem begegnen, vor dem Du Dich fürchtest.
Wenn in Dir der Ton des Friedens ist,
wirst Du anderen Menschen begegnen,
die gleich Dir in Frieden leben möchten und gleich Dir
im Ton des Friedens schwingen.
Wenn Deine Glocke und Dein Ton in Liebe klingt und schwingt,
sieht sie, hört sie das, was ihrem Ton entspricht.
Der Klang der Liebe ist der feinste Ton, der alles in Schwingung versetzt.
Man braucht nicht unbedingt zu reden, noch etwas zu tun – man kann
einfach im Ton der Liebe schwingen und bringt durch den eigenen Ton,
so unhörbar er auch ist, andere Glocken zum Schwingen.
Alles, was in Dir klingt, wird gleiche Klänge erzeugen,
und so wirst Du den Menschen, die den gleichen Klang haben, begegnen.
Wenn Du glaubst, dass die Menschen, die Situationen, die Du erlebst,
nicht Deinem Klang entsprechen, so sind nicht die anderen Klänge falsch –
falsch ist nur, was Du aus ihnen hörst, weil Dein Ton sich verändert hat.
Vielleicht hast Du schon längst vergessen, Deinem inneren Klang zu lauschen,
vielleicht hast Du Deinen eigenen Ton unterdrückt –
vielleicht ist er zu leise oder schreit zu laut –,
weil Du Deinen Ur-Ton und seine Botschaft nicht mehr erkennst.
Versuche wieder leise zu werden, und vergiss für einen Augenblick,
was Du siehst im Äusseren.
Lass alles los – und denke nur daran, was Du wirklich leben willst.
Forme neu die Idee und erzeuge den Ton.
Probiere es immer wieder neu und lausche, ob das, was Du erfahren willst,
und das, was in Dir klingt, wirklich ein harmonischer Klang ist.
Lass Deine Glocke hell und rein erklingen!

Aus «Nimm mich in Deine Hände» von Farida Wc f.

«Bei der wahren Heilung gilt kein einziger Gedanke der Krankheit. Es ist der Zustand des Denkens, die mentale Schwierigkeit allein zu bedenken. Es kommt darauf an, wo im göttlichen Plan wir einen Fehler machen. Wenn wir unser Denken korrigieren, wenn wir unser Gemüt richtigstellen, dann wird der Körper bald geheilt sein.»

Heilung

Gedanken zur Heilung

«Heilung muss von innen kommen; sie erfordert, dass wir unsere Fehlhaltung anerkennen und korrigieren und unser ganzes Sein mit dem göttlichen Plan in Übereinstimmung bringen.»

Wenn wir uns krank fühlen, versuchen wir uns mit einem Heilmittel zu helfen. Wir möchten «heil» werden. Mit dem Wort «heil» verbinden sich die Begriffe gesund, unversehrt, vollständig und gerettet. In der norddeutschen Umgangssprache wird «heil» auch im Sinne von «ganz» gebraucht. Krankheit bedeutet, dass wir nicht in Ordnung, nicht ganz sind. Sind wir nicht «ganz», weil uns das fehlt, was wir nicht sehen wollen, die schon erwähnte Schattenseite, die von uns nicht in die Betrachtung, ins Leben einbezogen wird? Alles, was wir erleben, weist zwei Seiten auf. Einer Seite sind wir zugetan, die andere Seite wird oft abgelehnt. Hier liegt der Grund dafür, dass wir nicht «heil» sind. Die anzustrebende Heilung geht über den Zustand von Gesundheit oder Krankheit hinaus. Heilung ist ein natürliches, ordnendes Geschehen. Wenn wir uns in diese Ordnung einzufügen gewillt sind und dem «Abenteuer Leben» zustimmen, wird Heilung in unzähligen kleinen Schritten in uns geschehen. Dies bedingt von unserer Seite eine offene und aktive Teilnahme am Leben. Wir müssen unser Leben bejahen. In dieser Hingabe sind wir auch bereit, aufmerksamer und bewusster zu leben. Das wiederum können wir nur, wenn wir uns annehmen, so wie wir sind, und uns trotz unserer Mängel und Schwächen selbst lieben. Gerade die Liebe, die sich wie ein roter Faden durch jedes Heilsgeschehen, durch alle Erkenntnis und Ordnung hindurchzieht, gilt es zu pflegen und hochzuhalten.

Welchen Anforderungen in Übereinstimmung mit unserer Lebensaufgabe sollten wir entsprechen? Unsere Triebe, diese treibenden inneren Kräfte, zeigen sich in unseren Bedürfnissen. Diesen Bedürfnissen gilt es Rechnung zu tragen. Allzuoft lassen wir unsere Bedürfnisse nicht zu oder aber leben sie im Übermass aus. Beide Extreme bedeuten einen ersten Schritt in der Bewusstwerdung. Deshalb ist Dr. Bach auch der Meinung, dass es besser ist, ein wahres Bedürfnis zu befriedigen, als diesen Drang dauernd in uns schlummern zu lassen.

Wünsche, Vorlieben, Neigungen

«Unsere wahren Instinkte, Wünsche, Vorlieben und Abneigungen sind dazu bestimmt, uns die spirituellen Befehle unserer Seele mit Hilfe unserer begrenzten sinnlichen Wahrnehmungen verständlich zu machen.»

«Wir dürfen die Wünsche und Sehnsüchte unseres wahren Selbst – das häufig auch als Gewissen bezeichnet wird – nicht mit jenen Wünschen und Sehnsüchten verwechseln, die andere uns eingepflanzt haben.»

Oft scheint es uns nicht möglich, immer den eigenen Wünschen und Vorlieben zu entsprechen. Zu viele Sachzwänge und mitmenschliche Regeln hindern uns, unsere Bedürfnisse zu leben. Und dennoch sollten Sie vermehrt versuchen, das zu leben, was Sie anspricht, was Ihnen Freude macht und Sie mit Kraft erfüllt. Es ist wichtig, den Impulsen unserer Seele zu gehorchen. Heilung heisst ganz werden, heisst auch das leben, was wir oft verdrängen und zurückstellen müssen. Dr. Bach betont, dass Krankheit der organische Niederschlag unserer Weigerung, uns der Führung der Seele zu überlassen, ist. Das heisst nicht, dass wir alles stehen oder liegen lassen und uns ganz den oft gar nicht eindeutig identifizierbaren Wünschen und Sehnsüchten hingeben sollten. Es geht nicht darum, uns plötzlich alle Freiheiten zuzugestehen, sondern uns vor allem einmal den Freiraum zu gewähren, der es uns ermöglicht, all das zu leben, was wir bis anhin aus Zeitmangel beiseitegeschoben haben, uns das zuliebe zu tun, was wir schon immer tun wollten.

Wir sind uns nicht gewöhnt, unsere Bedürfnisse und jene Wünsche, die die Umwelt an uns heranträgt, auseinanderzuhalten. Unsere innere Stimme ist in der Stille und in der Bereitschaft, Einkehr zu halten, am besten hör- und vernehmbar. Auf dem Weg nach innen gilt es, sich öfter von der äusseren, lärmenden, verlockenden Welt abzuwenden und nach innen zu richten. Wichtig ist vor allem, dass Sie sich dafür regelmässig Zeit nehmen. Immer mehr werden Sie dann spüren, wie einzigartig Sie sind, wie individuell und grossartig auch Ihre Lebensaufgabe Gestalt gewinnen kann, wenn Sie bereit sind, Schritt für Schritt auf sie zuzugehen. Auch die grösste Tat begann mit dem ersten kleinen Schritt. Beginnen Sie mit Ihrem Schritt heute noch. Mit Ihrer Bereitschaft geben Sie der Aufgabe in sich die Gelegenheit, zu keimen und zu erblühen.

Eigenschaften der Seele

Es gibt grundlegende menschliche Eigenschaften, die wir alle uns Schritt für Schritt in unserem Erdenleben aneignen müssen. Diese Seelentugenden begründen unser Menschsein und geben unserem Leben den wahren Sinn. Diese Kräfte der Seele sind Vergebung, Verständnis, Weisheit, Mitgefühl, Toleranz, Stärke, Standhaftigkeit, Liebe, Frieden, Vertrauen, Freude, Mut.

Wir können diese Seelenkräfte als Schwingungen wahrnehmen und entwickeln lernen. Ein harmonischer, ausgeglichener Mensch strahlt diese Gemütsverfassung auch für seine Umgebung wahrnehmbar aus.

Es gibt aber auch Hindernisse oder Störungen, an denen unsere unerschütterliche Entschlossenheit wachsen kann. Ungeduld, Zweifel, Beeinflussbarkeit, Gleichgültigkeit, Fanatismus, Schwäche, Unentschlossenheit, Zwang, Ruhelosigkeit, Angst, Trauer, Furcht sind Zustände der Disharmonie, die den geordneten, naturgemässen Auf- und Abbau, der sich in uns vollzieht, stören. Diese disharmonischen Schwingungen hinterlassen ihre Spuren und verursachen das, was wir Krankheit nennen. In Unkenntnis der auslösenden Ursachen führen wir diesen Zustand innerer Zwietracht auf äussere Einflüsse zurück – auf Mikroorganismen, auf Kälte, Hitze – und geben den daraus resultierenden Zuständen Namen wie Krebs, Asthma usw.

Nicht erst die sichtbaren Symptome, sondern bereits die negativen Gefühle sind Hinweise darauf, dass wir vom Weg, den uns die Seele weist, abweichen und Störungen zulassen. Krankheiten dienen unserem Besten, es gilt aber, diese Warnzeichen der Seele zu beachten und den zugrundeliegenden Konflikt in unserem Wesen aufzudecken. Das Akzeptieren eines Fehlers an mir und die ruhige Betrachtung dieser Eigenart meines Wesens schenkt mir letztlich die Kraft zur Verhaltensänderung.

Jeder von uns ist aufgerufen, seinen Teil zum Heilwerden, zu diesem schrittweisen Erkenntnisprozess, beizutragen. Sicher vorerst einmal, indem wir bei uns selbst beginnen, ganz im Sinne der Weisheit, willst du die Welt verändern, dann beginne bei dir selbst. Jeder von uns empfindet in seinem Herzen Liebe für die Mitmenschen, für Tiere, für die Natur, für die Schönheit in all ihren Ausdrucksformen. Jeder möchte das, was er liebt, was ihm wert und teuer ist, beschützen und zu seinem Gedeihen beitragen. Durch unser Mitgefühl, und vor allem durch die Liebe, wird es uns möglich, am Heilgeschehen teilzunehmen.

Die zwölf Persönlichkeitstypen nach Dr. Bach

Wir wissen, dass unsere organischen Erkrankungen unwesentlich sind und wir vor allem auf unseren Gemütszustand achten sollen. Es ist wichtig, uns selbst zu beobachten, um herauszufinden, welche Lektion wir zu lernen haben. Dr. Bach bringt uns in einem ersten wichtigen Schritt zwölf Blütenessenzen näher, denen zwölf typische Persönlichkeitsstrukturen zugrunde liegen. Mit dieser vereinfachten Einteilung versuchte Dr. Bach die Vielfalt der Erscheinungsformen bzw. Menschentypen auf die wenigen letztlich allem zugrundeliegenden Urbausteine zu reduzieren. Die Vielfalt aller Lebensformen entsteht aus der Kombination dieser wenigen Grundbausteine. Wenn Sie sich in einer dieser zwölf vereinfachten Beschreibungen teilweise erkennen und sich damit identifizieren können, heisst das, dass

Sie die von dieser Pflanze getragene Information für sich einsetzen können. Sie stellt eine Art Schlüssel zu Ihrem Naturell, zu Ihrem Persönlichkeitstyp, dar.

Persönlichkeitstyp	Tugend	Fehler
Impatiens (18)	Vergebung, Geduld	Pein, Ungeduld
Gentian (12)	Verständnis	Entmutigung, Zweifel
Cerato (5)	Weisheit, Intuition	Beeinflussung, Unwissenheit
Clematis (9)	Interesse, Anteilnahme	Gleichgültigkeit
Vervain (31)	Toleranz	Schwärmerei, Fanatismus
Centaury (4)	Kraft, Individualität	Unselbständigkeit, Schwäche
Sclerantus (28)	Standhaftigkeit, Mitte	Unentschlossenheit
Chicory (8)	Liebe	Stauung, Zwang
Agrimony (1)	Friede, Gelassenheit	Qual, Unruhe
Mimulus (20)	Zuversicht, Vertrauen	Angst
Water Violet (34)	Freude	Kummer, Trauer
Rock Rose (26)	Mut	Schrecken, Panik

Die zwölf Lektionen des Lebens

1. Lektion: Ungeduld – Vergebung
Typ: Impatiens
Sind Sie schnell im Denken und Handeln, und haben Sie wenig Geduld mit Ihren langsameren Mitmenschen? Sind Sie aus dieser Ungeduld heraus zuweilen reizbar und ungerecht, ja sogar boshaft oder fast grausam? Arbeiten Sie lieber in Ihrem Tempo und allein, als Ungeschicktere geduldig anzuleiten? Wollen Sie Wachstum und Fortschritt erzwingen? Lässt Sie Ihr eigenes Tempo oft erschöpft und heisshungrig zurück? Sie streben aber auch nach Sanftmut, Freundlichkeit und Vergebung, und das Springkraut mit seiner Information des Vergebens und der Geduld wird Ihnen dabei zur Seite stehen.

Lernaufgabe: Sie erkennen, wie alles seine Zeit hat. Sie lassen den Rhythmus des Lebens zu. Sie wissen, dass jeder Mensch auf seine Art und Weise lernen muss und Zeit benötigt.

Affirmationen: Ich bin geduldig und verständig. Ich akzeptiere den Fluss des Lebens und den Raum, den der andere braucht. Ich lasse den Lebensprozessen Zeit, sich zu entfalten.

Zitat: Wer sein Herz dem Ehrgeiz öffnet, verschliesst es der Ruhe. (Chinesische Weisheit)

Typ: Gentian

Sind Sie entmutigt, wenn Ihre Pläne nicht bald Wirklichkeit werden? Fühlen Sie sich beschwingt und gehoben, wenn eine Sache gelingt, aber allzuleicht deprimiert, wenn Sie auf Schwierigkeiten stossen? Ist Ihre negative Erwartungshaltung und Ihr Pessimismus oft der Grund für Ihre selbstverschuldete Erfolglosigkeit? Die Schwingung des Herbstenzians lässt Sie Entschlossenheit bewahren, glücklicher und hoffnungsfroher sein, auch wenn der Himmel einmal bewölkt ist. Er bringt Ihnen die Erkenntnis, dass es kein Versagen gibt, wenn Sie Ihr Bestes geben, wie auch immer das Resultat aussehen mag.

Lernaufgabe: Ich will die Verantwortung dafür übernehmen, dass ich es bin, der mir meine Aufgaben im Leben gibt. Schmerzhafte Erfahrungen sind oft die besten Lehrmeister, und ich will das Aufbauende in den Vordergrund heben.

Affirmationen: Ich übernehme die Verantwortung für das Schaffen meiner eigenen Wirklichkeit. Ich vertraue darauf, den höchsten Erfolg zu erlangen. Ich akzeptiere jede Erfahrung als wertvolle Lektion.

Zitat: Es ist ein Gesetz im Leben: Wenn sich eine Tür vor uns schliesst, öffnet sich dafür eine andere. Die Tragik jedoch ist, dass man meist nach der geschlossenen Tür blickt und die geöffnete nicht beachtet.

3. Lektion: Unwissenheit (Ignoranz) – Weisheit
Typ: Cerato

Hören Sie zu sehr auf die Stimmen anderer, und nehmen Sie auf die Konventionen der Gesellschaft zu sehr Rücksicht? Misstrauen Sie Ihrer eigenen Urteilsfähigkeit und fragen dauernd andere nach ihrer Meinung? Sie sind leichtgläubig und passen sich Modeströmungen an oder ahmen die Verhaltensweisen anderer nach. Sie spüren aber in sich die Kraft, den Mitmenschen in Kummer und Sorgen beizustehen, und möchten Rat und Hilfe anbieten. Der Bleiwurz hilft Ihnen, Ihre Individualität zu finden. Frei von äusseren Einflüssen gebrauchen Sie Ihre Weisheit zum Wohle der Menschen.

Lernaufgabe: Sie entwickeln Vertrauen in die eigene Urteilsfähigkeit und erhalten Kontakt zur «inneren Stimme». Sie finden Ihre Identität.

Affirmationen: Ich vertraue meiner inneren Führung. Ich bin für den Rat offen, der für mich angemessen ist.

Zitat: Halt an, wo läufst du hin? Der Himmel ist in dir, und suchst du ihn nicht dort, du fehlst ihn für und für. (Angelus Silesius)

4. Lektion: Gleichgültigkeit – Anteilnahme (Mitgefühl)
Typ: Clematis

Gehören Sie zu jenen, die das Gefühl haben, am Leben sei nicht viel zu finden, es sei hart, schwierig und oft ungerecht? Würden Sie am liebsten nicht aufstehen und den Tag in der Geborgenheit des Bettes zubringen? Ist Ihr Blick ab und zu in weite Fernen gerichtet und Ihr Wesen wie im Traum gefangen? Sind Ihre Gedanken auf das Jenseits gerichtet und bei jemandem, der dieses Leben schon hinter sich gelassen hat? Sie sind phantasievoll, romantisch und kreativ, leben diese Eigenschaften aber nicht konkret aus. Die zarte Waldrebe hilft Ihnen zurückzukehren, sich dem Leben und seinen Aufgaben zu stellen und die Schritte zu unternehmen, die Ihre Träume Wirklichkeit werden lassen.

Lernaufgabe: Lernen Sie, ja zu sagen zu Ihrer körperlichen Existenz. Stellen Sie Erdung und Körperbezug her und begreifen Sie, dass es gut ist, voll bewusst zu sein. Erlauben Sie den Energieströmen, frei zu fliessen.

Affirmationen: Ich achte auf meine Gedanken und entscheide mich, welche mich wirklich berühren. Ich bin bereit, meine Gedanken umzusetzen und zu handeln. Ich verwirkliche meine Ideale.

Zitat: Wer auf der Erde steht, kann nicht aus allen Wolken fallen. (Hellmut Walter)

5. Lektion: Fanatismus – Toleranz
Typ: Vervain

Sie brennen vor Begeisterung und möchten Grosses leisten und dies im nächsten Augenblick vollbracht wissen. Geduld ist nicht Ihre Stärke. Sie möchten das Ergebnis schon in der Hand haben, wenn Sie mit der Arbeit beginnen. Verleitet Sie Ihre Begeisterung zu Strenge und Intoleranz, ja Fanatismus? Sollen alle die Dinge so sehen und die Arbeit so anpacken, wie Sie es für richtig finden? Sie sind willensstark und mutig und nehmen Risiken in Kauf, um Ihre Ziele zu erreichen. Die Informationen des Eisenkrautes helfen Ihnen, zu erkennen, dass die grossen Dinge im Leben ruhig und sanft vollbracht werden, ohne grosse Spannung und Belastung.

Lernaufgabe: Lassen Sie die Energien fliessen, anstatt alles erzwingen zu wollen. Oft genügt es auch zu «sein», statt immer nur zu «machen». Fanatismus und Übereifer sind einer guten Sache nicht dienlich.

Affirmationen: Ich lasse zu, dass andere nach ihrer eigenen Überzeugung handeln. Ich fühle mich entspannt, offen und ausgeglichen.

Zitat: Kein Baum belehrt den anderen, so zu wachsen, wie er wächst. Aber wir sind lauter Propheten. (Karl Heinrich Waggerl)

Typ: Centaury

Werden Sie ausgenützt, weil Sie mit Ihrer freundlichen Gesinnung oft nicht nein sagen können? Oder geben Sie um des lieben Friedens willen nach weil Sie nicht streiten mögen? Haben Sie das Gefühl, von den anderen gar missbraucht zu werden, weil Sie eher passiv als aktiv eingreifen? Unterwerfen Sie sich den Erwartungen anderer, weil Sie es allen recht machen wollen, um geliebt und anerkannt zu sein? Überschätzen Sie dabei gar Ihre eigenen Kräfte? Das Tausendgüldenkraut hilft Ihnen, Ihr wahres Selbst zu finden und Ihre eigene Lebensaufgabe unabhängig von den anderen zu erfüllen.

Lernaufgabe: Sie sollten erkennen, dass Sie aktiver und bestimmter im Leben stehen müssen. Ihr Wert wird nicht geschmälert, wenn Sie einmal klar und betont nein sagen.

Affirmationen: Ich diene anderen, indem ich mir selbst treu bin. Ich bin der Herr meines Lebens. Ich diene durch meine liebende Anwesenheit.

Zitat: Ich selbst bin verantwortlich für das, was ich dir erlaube, mit mir zu machen. (Hans Kruppa)

7. Lektion: Unentschlossenheit – Standhaftigkeit

Typ: Sclerantus

Fällt es Ihnen schwer, eine Entscheidung zu fällen oder Ihren Kurs beizubehalten, wenn andere Meinungen und Ideen auftauchen? Können Sie sich nicht zwischen zwei Dingen entscheiden, weil Ihnen erst das eine und dann das andere richtig scheint? Weichen Sie diesen Situationen aus und versuchen Sie, eine nötige Entscheidung so lange als möglich hinauszuschieben? Haben Sie dabei immer das Gefühl, dass es noch eine weitere, übergeordnete Lösungsmöglichkeit geben muss? Der Einjährige Knäuel hilft Ihnen, die Mitte zu finden und unter erschwerten Umständen rascher zu handeln.

Lernaufgabe: Zu viele verschiedene Wege zersplittern die Kräfte. Lernen Sie, sich auf einem Weg mit Konzentration und Entschlossenheit zu bewegen. Finden Sie Ausgeglichenheit in allen Lebenslagen und erkennen Sie, dass scheinbare Gegensätze in ein grösseres Ganzes integriert sind.

Affirmationen: Ich finde inneres Gleichgewicht und Klarheit. Ich stelle mich bewusst auf meine Probleme ein. Ich entscheide selber und trage die Verantwortung.

Zitat: Schwer ist es, die rechte Mitte zu treffen: das Herz zu härten für das Leben, es weich zu halten für die Liebe. (Jeremias Gotthelf)

8. Lektion: Zwang – Liebe
Typ: Chicory

Sehnen Sie sich, die Welt zu retten, die Arme auszubreiten und alle in Ihre Liebe einzuschliessen? Möchten Sie helfen, trösten und mitfühlen, aber anstelle vielen zu helfen, werden Sie von wenigen festgehalten? Fordern Sie von diesen Aufmerksamkeit und nehmen eine besitzergreifende Haltung ein? Machen Sie sich Sorgen um andere und mischen sich fast übereifrig ein? Dankbarkeit und Zuneigung für Ihre Hilfe und Zuwendung sollte Ihnen sicher sein. Die schöne blaue Wegwarte hilft Ihnen, die innere Freiheit zu gewinnen, mit der Sie der Welt dienen und alle in Ihre Arme schliessen können. Selbstlos liebend fliesst Ihnen alles zu, was Sie sich so sehr wünschen.

Lernaufgabe: Liebe können Sie nicht festhalten, noch erzwingen oder fordern. Geben Sie bedingungslos Liebe, um selbst Liebe zu empfangen.

Affirmationen: Ich liebe mich selbst. Ich respektiere die Individualität des anderen. Ich löse mich von emotionalem Besitzanspruch und gebe ohne Bedingungen.

Zitat: Wenn man begriffen hat, dass Lieben wichtiger ist als Geliebtwerden, ergibt sich das Geliebtwerden ganz von selbst. (Jörn Pfennig)

9. Lektion: Ruhelosigkeit – Frieden
Typ: Agrimony

Leiden Sie und findet Ihre Seele keine Ruhe, aber verbergen Sie tapfer diese Situation vor den Mitmenschen? Das Leben ist doch Heiterkeit und Freude, die nicht von Ihnen gestört sein soll. Versuchen Sie mit oberflächlicher Fröhlichkeit und mit Scheinharmonie Ihren Kummer zu verbergen? Greifen Sie nach betäubenden Mitteln, um mit der Last des Lebens besser fertigzuwerden? Sie beschäftigen sich nicht gerne mit Ihren eigenen Problemen, lieber stürzen Sie sich in Aktivitäten und begrüssen jede Ablenkung. Sie sind jovial, friedliebend und leiden unter Streitigkeiten und Auseinandersetzung. Die Information des gelben Odermennigs hilft Ihnen, inneren Frieden zu finden und sich nicht durch die Prüfungen und Schwierigkeiten des Lebens verunsichern zu lassen.

Lernaufgabe: Lernen Sie, den Schatten in sich anzunehmen. Versuchen Sie, diesen Konflikt zu lösen und sich so zu geben, wie Ihnen zumute ist. Leben Sie mehr in die Tiefe als in die Breite.

Affirmationen: Ich bin ehrlich mit mir selbst. Ich nehme mich an. Ich zeige den anderen, wie ich mich fühle und wie mir zumute ist.

Zitat: Je mehr du von dir zeigst, desto mehr gibt es an dir zu lieben. (Findhorn)

10. Lektion. Angst – Vertrauen
Typ: Mimulus

Fürchten Sie sich vor Menschen, Umständen und Situationen? Beklemmt Sie der Gedanke an Geschehnisse, die Sie treffen könnten, daran, was der Tag bringen mag, Kranksein, Liebesverlust und viele andere Dinge? Anstatt voller Geigen hängt Ihnen der Himmel voller Gefahren und Bedrohungen. Es ist für Sie nicht leicht, diese Schwelle zu überwinden und sich aufzuraffen. Aus dieser Angst heraus reagieren Sie oft überempfindlich auf Kälte, Lärm, lautes Sprechen und Menschenansammlungen. Die gelbe Gauklerblume hilft Ihnen, Mut zu fassen und sich hineinzustellen in den Fluss des Lebens. Der «Gaukler des Ufers» bringt heitere Gelassenheit in Ihr Leben.

Lernaufgabe: Lernen Sie mit Ihrer Sensibilität und mit den Ängsten des Lebens umzugehen. Lassen Sie Vorstellungen, die letztlich nur behindern, los und vertrauen Sie dem Leben.

Affirmationen: Ich handle mit Mut und innerer Stärke. Ich erkenne jede Schwierigkeit als Möglichkeit zu wachsen. Ich weiss mich behütet und beschützt wie alle Menschen.

Zitat: Es gibt keine Sicherheit, aber ungemein viel Angst, sie zu verlieren. (Hans Kruppa)

11. Lektion: Trauer – Freude
Typ: Water Violet

Gehen Sie trotz erlebter Verluste und trauriger Zeiten tapfer und ohne zu klagen Ihren Weg? Den Menschen zu dienen mit Ihrem Wissen und Ihrer Botschaft ist Ihr oberstes Ziel? Fühlen Sie sich von den anderen Menschen getrennt, isoliert, ihnen überlegen und werden oft als stolz und unnahbar bezeichnet? Unabhängigkeit ist Ihnen wichtig, und Sie brauchen diesen Freiraum, um sich voll und ganz einsetzen zu können. Bewahren Sie zu Ihren Gefühlen und den Geschehnissen des Lebens vornehme Distanz, Haltung und Ruhe? Die weisse Sumpfwasserfeder lehrt Sie, dass auch Kummer und Trauer der Reifung und Vervollkommnung dienen.

Lernaufgabe: Sie sollten Ihre Gefühle und Emotionen in die Beziehung mit anderen einbringen. Gerade in Ihrer Verletzlichkeit liegt das Wagnis, aber auch der Gewinn des Lebens.

Affirmationen: Ich teile gern mit anderen. Ich kann Hilfe geben und Hilfe annehmen. Ich vertraue dem Leben und liebe das Leben.

Zitat: Die eigentlichen Geschenke des Lebens werden zumeist in der Stille überreicht, Freundschaft und Liebe, Geburt und Tod, Freude und Schmerz, Blumen und Sonnenaufgänge und das Schweigen als eine tiefe Dimension des Verstehens.

12. Lektion: Schrecken – Mut
Typ: Rock Rose

Sind Sie verzweifelt, erschreckt und glauben, nichts mehr zu ertragen? Sind Sie entsetzt, überwältigt von dem, was geschehen ist, verzweifelt angesichts der Hoffnungslosigkeit, die sich Ihnen in Krankheit, Unfall und Tod gezeigt hat? Zieht sich Ihre Magengrube zusammen, und sind Sie vor Angst fast von Sinnen? Das gelbe Sonnenröschen hilft Ihnen, trotz aller Widrigkeiten richtig zu reagieren und sich tapfer den Gegebenheiten zu stellen. Furchtlos, rasch und effektiv schreiten Sie ein und entwickeln ungeahnte Kräfte.

Lernaufgabe: Sie dürfen Vertrauen haben in den Schutz und die Hilfe der göttlichen Führung. Ihre Kräfte stehen auch in solchen Situationen für Sie bereit.

Affirmationen: Gott liebt mich und schenkt mir Zuversicht. Ich habe wieder Hoffnung. Ich fühle die Kraft in mir.

Zitat: Das Loslassen der Angst ist die Grundlage zur Heilung. (Edward Bach)

Wenn Sie auch nicht in allen Punkten mit einem der Persönlichkeitstypen übereinstimmen, kann die Information der betreffenden Pflanze Ihnen doch weiterhelfen. Vielleicht merken Sie, wie schon das Lesen und damit die Auseinandersetzung und das Abwägen, ob eine Beschreibung auf Sie zutrifft, Ihnen weiterzuhelfen vermag. Diese zwölf Grundmittel sind ein erster Einstieg, der Ihnen hilft, sich mit den grundlegenden menschlichen Verhaltensweisen auseinanderzusetzen und selbst zu erkennen, wo Sie sich einordnen würden. Das gesamte System besteht aus 38 Essenzen. Die Anwendung der weiteren Blütenessenzen ist sehr einfach, da jede von ihnen mit einem der «zwölf Heiler» korrespondiert.

Die sieben Gruppen von Gemütszuständen

Wenn Sie mit allen 38 zur Verfügung stehenden ordnenden Informationen arbeiten möchten, hilft Ihnen die von Dr. Bach vorgenommene Einteilung in sieben Gruppen weiter. In der ersten Gruppe finden wir Essenzen, die uns bei allen Formen der Angst die Botschaft der Furchtlosigkeit entgegenhalten. Die zweite Gruppe umfasst Unsicherheiten, denen es mit der Information der Gewissheit zu begegnen gilt. In der dritten Gruppe finden wir Hilfe, wenn mangelndes Interesse an der Gegenwart durch Lebendigkeit und Interesse ersetzt werden sollte. Die vierte Gruppe betrifft Verhaltensweisen, die in die Einsamkeit führen und durch echte Anteilnahme und harmonische Gemeinsamkeit gelöst werden. Der Überempfindlichkeit gegenüber Ideen und Einflüssen gilt es in der fünften Gruppe mit der

Botschaft der Eigenständigkeit zu begegnen. Die sechste Gruppe umfasst den Problemkreis Verzagtheit und Verzweiflung, der mit Zuversicht und Freude zu öffnen ist. In der siebten und letzten Gruppe finden sich all die Essenzen, die bei übermässiger Besorgtheit um andere Personen helfen, die Gefühle des Verlangens und des Besitzanspruchs mit der Botschaft der Liebe und Freiheit zu erfüllen.

Gruppe	Essenz	Empfindung	Ziel
Angst	Rock Rose 26	akute, panische Angst	Mut, Standhaftigkeit
	Mimulus 20	ausdrückbare Angst	Tapferkeit
	Cherry Plum 6	Angst vor sich selbst	Offenheit
	Aspen 2	unbewusste Angst	Furchtlosigkeit
	Red Chestnut 25	Angst um andere	Fürsorge, Distanz
Unsicherheit		Unsicherheit:	
	Cerato 5	bezüglich eigener Fähigkeiten	Intuition
	Scleranthus 28	bei Entscheidungen	Eindeutigkeit, Balance
	Gentian 12	bei Hindernissen	Glaube, Zuversicht
	Gorse 13	Resignation, Depression	Hoffnung
	Hornbeam 17	Erschöpfung	Lebendigkeit, Frische
	Wild Oat 36	Unsicherheit in Berufswahl	Berufung, Zielstrebigkeit
Interesselosigkeit	Clematis 9	Träumer	Interesse, Teilnahme
	Honeysuckle 16	Heimweh, Nostalgie	Wandlung, Verbindung
	Wild Rose 37	Resignation, Apathie	Motivation, Freude
	Olive 23	Erschöpfung	Regeneration
	White Chestnut 35	geistige Unruhe	Ruhe, Unterscheidung
	Mustard 21	Hoch-Tief, Depression	Heiterkeit, Klarheit
	Chestnut Bud 7	Fehler, Misserfolg	Lernen, Erkennen
Einsamkeit	Water Violet 34	Zurückgezogenheit	Weisheit, Demut
	Impatiens 18	Ungeduld, Reizbarkeit	Geduld, Sanftmut
	Heather 14	Redseligkeit, Bedürftigkeit	Einfühlungsvermögen
Überempfindlichkeit	Agrimony 1	Auseinandersetzung	Konfrontationsfähigkeit
	Centaury 4	Wünsche, Anforderung	Selbstbestimmung
	Walnut 33	Unsicherheit, Wankelmut	Neubeginn
	Holly 15	Eifersucht, Hass, Neid	Liebe, Harmonie
Mutlosigkeit Verzweiflung	Larch 19	Misserfolg, kein Vertrauen	Selbstvertrauen
	Pine 24	Selbstvorwurf, Schuld	Reue, Verzeihen
	Elm 11	Überforderung	Verantwortlichkeit
	Sweet Chestnut 30	seelische Qual, Elend	Erlösung
	Star of Bethlehem 29	Schock	Erweckung
	Willow 38	Groll, Verbitterung	Einsicht, Verantwortung
	Oak 22	dauernde Überforderung	Kraft, Ausdauer
	Crab Apple 10	Unreinheit, Makel	Reinheit, Ordnung
Überbesorgtheit		Überbesorgtheit:	
	Chicory 8	um sich selbst, Egoismus	Selbstlosigkeit
	Vervain 31	um eine gute Sache	Selbstdisziplin
	Vine 32	um Autorität, Macht	Durchsetzungskraft
	Beech 3	um Urteil, Ansicht	Mitgefühl, Toleranz
	Rock Water 27	um Haltung, Prinzipien	Anpassung, Freiheit

Die 38 Blütenessenzen

Blütenessenz	Umzuwandelnde Charaktereigenschaften	Ziel, Wirkung
1 **Agrimony** (Odermennig)	Man versucht, die dunklen Seiten des Lebens nicht zur Kenntnis zu nehmen (z. B. quälende Gedanken und innere Unruhe).	Konfrontations-fähigkeit Freude
2 **Aspen** (Espe)	Unbewusste Angstvorstellungen, Vorahnungen, geheime Furcht vor irgendeinem drohenden Unheil.	Furchtlosigkeit Zuversicht
3 **Beech** (Rotbuche)	Man reagiert engstirnig, hart und intolerant und verurteilt andere ohne jedes Einfühlungsvermögen.	Mitgefühl Toleranz
4 **Centaury** (Tausend-güldenkraut)	Die Beziehung zum eigenen Willen ist gestört. Überreaktion auf Wünsche anderer, man kann nicht nein sagen.	Selbstbestimmung Selbstverwirklichung
5 **Cerato** (Bleiwurz)	Man hat kein Vertrauen in die innere Stimme, in die eigene Meinung, ohne sich dessen bewusst zu sein.	Intuition innere Stimme
6 **Cherry Plum** (Kirschpflaume)	Angst davor, innerlich loszulassen; Angst, den Verstand zu verlieren; Angst vor seelischen Kurzschlusshandlungen; wilde Temperamentausbrüche.	Offenheit Gelassenheit
7 **Chestnut Bud** (Knospe der Rosskastanie)	Man macht immer wieder dieselben Fehler, weil man Erfahrungen nicht wirklich verarbeitet, nicht daraus lernt.	Lernfähigkeit Realisationsfähigkeit
8 **Chicory** (Wegwarte)	Man ist egoistisch auf sich selbst gerichtet, besitzergreifende Persönlichkeit, die sich übermässig einmischt und kritisiert.	selbstlose Liebe Mütterlichkeit
9 **Clematis** (Weisse Waldrebe)	Man versucht, am realen Leben möglichst wenig teilzunehmen und sich in phantasievolle Vorstellungswelten zurück-zuziehen; Tagträumer.	Schöpferischer Idealismus
10 **Crab Apple** (Holzapfel)	Man fühlt sich innerlich oder äusserlich beschmutzt, unrein oder infiziert. Kleinkrämer.	Ordnung, Reinheit Vollkommenheit
11 **Elm** (Ulme)	Vorübergehendes Gefühl, seiner Aufgabe oder Verantwortung nicht gewachsen zu sein.	Verantwortlichkeit
12 **Gentian** (Herbstenzian)	Man möchte gern glauben, aber kann es nicht. Man ist skeptisch, zweifelnd, pessimistisch, leicht entmutigt.	Glaube
13 **Gorse** (Stechginster)	Man hat die Hoffnung aufgegeben, ist völlig verzweifelt.	Hoffnung
14 **Heather** (Schottisches Heidekraut)	Völlig selbstbezogen, nur mit sich beschäftigt. Man braucht ständig Publikum; geht andern auf die Nerven; das «bedürftige Kleinkind».	Einfühlungsvermögen Hilfsbereitschaft
15 **Holly** (Stechpalme)	Eifersucht, Misstrauen, Hass und Neidgefühl auf allen Ebenen. Aggressionen aller Art.	allumfassende Liebe Harmonie
16 **Honeysuckle** (Jelänger-jelieber)	Sehnsucht nach Vergangenem, Bedauern über Vergangenes, lebt nicht in der Gegenwart.	Wandlungsfähigkeit Verbindung
17 **Hornbeam** (Weissbuche)	Lähmende Müdigkeit und Erschöpfung. Man glaubt, man sei seinen Aufgaben nicht gewachsen, schafft es aber dann doch.	Lebendigkeit geistige Frische
18 **Impatiens** (Drüsentragen-des Springkraut)	Man ist ungeduldig und reagiert aus innerer Anspannung heraus gegenüber seiner Umwelt leicht gereizt. Überschiessende Reaktionen.	Geduld Sanftmut
19 **Larch** (Lärche)	Erwartung von Fehlschlägen durch Mangel an Selbstvertrauen. Minderwertigkeitskomplexe.	Selbstvertrauen
20 **Mimulus** (Gefleckte Gauklerblume)	Spezifische Ängste, die man benennen kann; Furchtsamkeit, Angst vor etwas.	Tapferkeit Vertrauen

Blütenessenz	Umzuwandelnde Charaktereigenschaften	Ziel, Wirkung
21 **Mustard** (Wilder Senf)	Perioden tiefer Traurigkeit (Schwermut) kommen und gehen plötzlich ohne erkennbare Ursache.	Heiterkeit lichte Klarheit
22 **Oak** (Eiche)	Der niedergeschlagene und erschöpfte Kämpfer, der trotzdem tapfer weitermacht und nie aufgibt.	Kraft Ausdauer
23 **Olive** (Olive)	Man fühlt sich ausgelaugt, extreme Ermüdung von Körper und Geist.	Regeneration, Frieden wiederhergestelltes Gleichgewicht
24 **Pine** (Schottische Kiefer)	Selbstvorwürfe, Schuldgefühle. Man hält innerlich hartnäckig an seiner Schuld fest.	Reue Verzeihen
25 **Red Chestnut** (Rote Kastanie)	Übertriebene Sorge und Angst um andere Personen.	Fürsorge Nächstenliebe
26 **Rock Rose** (Gelbes Sonnenröschen)	Äusserst akute Angstzustände, Terror- und Panikgefühle.	Mut Standhaftigkeit
27 **Rock Water** (Wasser aus heilkräftigen Quellen)	In der zähen Verfolgung bestimmter Ideale und Prinzipien werden andere persönliche Bedürfnisse unterdrückt.	Anpassungsfähigkeit innere Freiheit
28 **Scleranthus** (Einjähriger Knäuel)	Unschlüssig, sprunghaft, innerlich unausgeglichen. Meinung und Stimmung wechseln von einem Moment zum andern.	innere Balance Eindeutigkeit
29 **Star of Bethlehem** (Goldiger Milchstern)	Geistig-seelischer Dämmerschlaf als Folge von körperlichen oder seelischen Erschütterungen (Schock), egal ob lang zurückliegend oder kürzlich geschehen.	Erweckung Reorientierung
30 **Sweet Chestnut** (Edelkastanie)	Tiefe Verzweiflung. Man glaubt, die Grenze dessen, was ein Mensch ertragen kann, sei nun erreicht.	Erlösung
31 **Vervain** (Eisenkraut)	Im Übereifer, sich für eine gute Sache einzusetzen, treibt man Raubbau mit seinen Kräften; reizbar bis fanatisch.	Selbstdisziplin inneres Zügeln
32 **Vine** (Weinrebe)	Dominierend, rücksichtslos, machthungrig, der kleine Tyrann, der kein Verständnis hat für die Individualität der Mitmenschen.	Autorität, (natürliche) Durchsetzungskraft
33 **Walnut** (Walnuss)	Vorübergehendes Verunsicherungsgefühl, Beeinflussbarkeit, Wankelmut während entscheidender Neubeginnphasen (Durchbruchhilfe).	Neubeginn Unbefangenheit
34 **Water Violet** (Sumpfwasserfeder)	Innere Reserviertheit, stolze Zurückhaltung, isoliertes Überlegenheitsgefühl.	Demut Weisheit
35 **White Chestnut** (Weisse Kastanie)	Bestimmte Gedanken kreisen unaufhörlich im Kopf. Man wird sie nicht wieder los. Innere Selbstgespräche.	geistige Ruhe Unterscheidungsfähigkeit
36 **Wild Oat** (Waldtrespe)	Unbestimmtheit der Ambitionen. Unzufriedenheit, weil man seine Lebensaufgabe nicht findet.	Berufung Zielstrebigkeit
37 **Wild Rose** (Heckenrose)	Teilnahmslosigkeit, Apathie, Resignation, innere Kapitulation.	Hingabe innere Motivation
38 **Willow** (Weide)	Innerer Groll, Verbitterung, «Opfer des Schicksals».	Eigenverantwortlichkeit konstruktives Denken

Auswahl und Anwendung

Dr. Bach hat zwei Monate vor seinem Tod bei einem Vortrag fünf Prinzipien formuliert, die bei der Anwendung seiner Heilweise beachtet werden müssen. Die Hauptprinzipien der Bach-Blütentherapie sind folgende:

- Die Methode verlangt von demjenigen, der sie anwendet, keinerlei medizinische Vorkenntnisse.
- Die organische Symptomatik ist völlig ohne Belang. (Die Krankheit spielt überhaupt keine Rolle.)
- Der wichtigste Aspekt unseres psycho-organischen Systems ist das Gemüt, und folglich ist es am verlässlichsten, sich bei der Auswahl der Essenzen von den entsprechenden psychischen Zuständen leiten zu lassen. (Das Gemüt ist der empfindlichste Teil unseres Körpers und deshalb der beste Wegweiser zum erforderlichen Heilmittel.)
- Entscheidend ist allein, wie der Patient auf seine Krankheit reagiert, nicht die Erkrankung selbst.
- Gefühlszustände wie Angst, Niedergeschlagenheit, Zweifel, Hoffnungslosigkeit, Reizbarkeit, der Wunsch nach Zuspruch oder Alleinsein, Unentschiedenheit, lassen Rückschlüsse darauf zu, wie der Patient auf sein Leiden reagiert und welche Essenz er benötigt.

Diese Grundprinzipien helfen, die Anwendung von Blütenessenzen von der schulwissenschaftlichen Vorgehensweise abzugrenzen und für den Laien und Nichtmediziner anwendbar zu machen. Dr. Bach legt uns seine Therapie in die Hände und ermuntert uns, Blütenessenzen als Hilfen auf unserem Lebensweg einzusetzen. Dabei sind die jeweilige Krankheit und die medizinische Benennung der Symptome für uns unwichtig. «Das Gemüt ist der empfindlichste Teil unseres Körpers und deshalb der beste Wegweiser zum erforderlichen Heilmittel.» Unsere Gefühle und Empfindungen sind uns zugänglich, auch wenn wir uns auf dem Pfad zur Selbsterkenntnis oft selbst im Weg stehen und erst über den Mitmenschen und die Umwelt als Spiegel erkennen, welche ordnenden Informationen wir benötigen. Wir können uns also bei einiger Offenheit und der Bereitschaft zur Erkenntnis und Veränderung gut selbst behandeln. Ist nicht gerade die Mutter mit ihrer Einfühlung und mit ihrer seelischen Nähe zum Kind und zur Familie befähigt, Blütenessenzen zum Wohle aller einzusetzen?
Bei genügender Aufmerksamkeit können wir erkennen, wie jeder Krankheit eine negative psychische Stimmung (Niedergeschlagenheit, Missmut, Ärger, Angst, Unsicherheit, Sorge, Gedrücktheit und Mutlosigkeit) vorausgeht. Diesen Stimmungen ist besondere Beachtung zu schenken. Sie zeigen uns an, welche Blüteninformation wir benötigen. «Alles, was wir zu tun haben, ist herauszufinden, was in unserer Wesensart nicht stimmt, und dann von dem Kraut einzunehmen, das dem entspricht. Was auch immer

uns fehlt, zeigt sich in einer oder mehreren von zwölf verschiedenen Befindlichkeiten, und je nach dem derzeitigen Zustand können wir entscheiden, welches Heilmittel wir brauchen» (Seite 94).

«Die Prinzipien dieses Heilverfahrens sind einfach. Jedermann darf die Pflanzen und ihre Blüten selbst sammeln und daraus die entsprechenden Essenzen bereiten, wenn es ihm beliebt.» Dr. Bach weist uns zur Natur zurück, auf jenen Weg, auf dem negative Gefühle, Unordnung und Krankheit nicht die Macht bekommen, wie dies auf den von der Gesellschaft vorgezeigten Wegen der Fall ist. Wir haben uns in unserer technischen, verstandesorientierten Lebensweise so stark vom Natürlichen, Lebendigen entfernt, dass viele aufbauende und ordnende Schwingungen gar nicht mehr zum Zuge kommen oder nicht mehr gebührend beachtet werden.

Gesundheitsvorsorge

Die Blütenessenzen sollten eigentlich nicht erst beim Auftreten von Krankheitssymptomen eingenommen werden. Die wahre Bedeutung dieser feinstofflichen Essenzen liegt in der Gesundheitsvorsorge. Dr. Bach empfiehlt, die Blütenessenzen vorbeugend einzunehmen, sobald wir erkennen, dass wir seelisch nicht im Lot sind. Gelingt es, diese negativen Gemütszustände rechtzeitig zu erkennen und ins Positive umzuwandeln, indem wir uns bereits auf der Gemütsebene damit auseinandersetzen, muss es nicht mehr zur Ausbildung der körperlichen Krankheit kommen. In der Praxis hat es sich bewährt, die Blütenessenzen zwischen Neumond und Vollmond einzunehmen, das heisst, wenn der Mond zunimmt. Diese sehr erfolgreiche Anwendungsart beschreibe ich im Kapitel Blütenessenzen und Astrologie (Seite 111) näher.

Beobachtung und Intuition

Bei der Suche nach der geeigneten Blütenessenz ist es auch hilfreich zu überlegen, welche Vorzüge Sie am meisten an anderen Menschen bewundern, oder aber, welche Schwächen Sie an anderen am meisten hassen. Denn wir hassen an anderen Menschen besonders jene Fehler, die wir bisher vergebens bei uns selbst zu korrigieren versucht haben. Sei es die Ungeduld oder die Unnachgiebigkeit, die unsere Mitmenschen an den Tag legen, oder auch Unentschlossenheit und Gleichgültigkeit. Sie sollten versuchen herauszufinden, welches Problem Sie lösen möchten, mit welchem Fehler Sie sich besonders viel beschäftigen, und sich dann jener Pflanze zuwenden, die dazu bestimmt ist, Sie zu führen.

Der Weg der Intuition lässt der Eingebung Raum und möchte nicht sofort gedanklich ergründen, warum dies oder jenes geschieht oder Ihnen zufällt. Wollen Sie bei der Auswahl einer Blütenessenz diesen Weg beschreiten, dann betrachten Sie die farbigen Pflanzenbilder in der Mitte des Buches.

Lassen Sie die Farben und Formen der Pflanzen und Blüten auf sich wirken. Konzentrieren Sie sich auf das Problem, das sich Ihnen stellt, und wählen Sie dann eine oder zwei Pflanzen aus, die Sie gefühlsmässig ansprechen oder Ihnen ins Auge fallen. Beschäftigen Sie sich nun näher mit der Ihnen «zugefallenen» Blüte, indem Sie die entsprechende Beschreibung lesen oder die Pflanze in der Natur aufsuchen.

Dr. Edward Bach hatte die Vorstellung, dass seine Blütenessenzen in jeder Hausapotheke vorhanden sein sollten. Jeder Mensch, der gewillt ist, die Verantwortung für seine Gesundheit zu übernehmen und den Sinn der Krankheit zu verstehen, kann die Bach-Blüten heilend einsetzen. Die Information der Essenz hilft, die hinter dem Problem bzw. der Krankheit stehende Aufforderung zu einer Änderung der Lebens- oder Verhaltensweise einzusehen und darauf zu reagieren. Gesundheit und Heilung bedeuten immer einen Zuwachs an Bewusstsein und Reife. Wir sind alle auf dem Weg. Die Blütenessenzen können uns helfend zur Seite stehen.

Die besten Hilfsmittel sind die Sinne, die der Schöpfer uns gegeben hat, meint Dr. Bach. Die Selbstbeobachtung, die Intuition und das Gespräch sollten im Mittelpunkt stehen. Dabei ist empfehlenswert, uns zu Beginn mit den zwölf Grundmitteln zu befassen. In einem nächsten Schritt stehen uns mit den sieben Gruppen alle Essenzen der Bach-Blütentherapie zur Verfügung. Weitere Wege und Methoden, das richtige Mittel zu finden, können sein: die Auswahl nach Form und Farbe der Blüte mittels farbiger Abbildungen der Pflanzen, die bioenergetische Auswahl (Kinesiologie, Deltamuskel-Test), die Auswahl nach Farben (Farbentest), das symbolhafte Ansprechen über die Bach-Blüten-Devas, die intuitive Auswahl mit der Hand, die zufallende Wahl mittels Karten-Orakel, die radiästhetische Auswahl (Pendel), der Pulstest usw.

Auf eine sehr geeignete, aber wenig bekannte Möglichkeit, die benötigte Blütenessenz zu finden, möchte ich Sie speziell hinweisen. Wenn Sie die Stellen Ihres Körpers, wo Sie etwas schmerzt, juckt oder reizt, beachten und näher lokalisieren, können Sie aus der von Heilpraktiker Dietmar Krämer erarbeiteten Zuordnung von Hautzonen zu Bach-Blüten ersehen, welche Blütenessenz Sie äusserlich und innerlich einsetzen können. Die dazu nötigen Tabellen finden Sie in seinem Buch «Neue Therapien mit Bach-Blüten», Band 2.

Alle zur Wahl der geeigneten Blütenessenz eingesetzten Mittel und Hilfen dürfen unserem Bemühen, uns selbst zu erkennen, nicht im Weg stehen. Lassen wir uns eine Mischung zusammenstellen, pendeln oder ziehen, überantworten wir unsere Aufgabe der Selbsterkenntnis mehr und mehr dem Mitmenschen. Nur allzu gerne geben wir diese unsere Verantwortung ab und drücken uns um eine Antwort.

Wir werden unsicher und wollen ohne fremde Hilfe keinen «Schritt» mehr tun. Andere Auswahlmethoden, die mit Tabellen oder Ordnungssystemen arbeiten, engen ein. Wir sollten nicht vergessen, dass Selbsterkenntnis nur durch und in uns selbst geschehen kann. Zusammenfassend sind bei allen Hilfsmitteln, die eingesetzt werden, folgende drei Punkte zu beachten: Sie sollen unserem Bemühen um Selbsterkenntnis nicht im Wege stehen, nicht abhängig machen und einfach und verständlich sein.

Wirkungen der Blütenessenzen

Wenn wir mit Blütenessenzen arbeiten und uns diese Informationen zuführen, werden Reaktionen erfolgen. Diese eher selten, aber manchmal auch sehr deutlich zu erfühlenden Wirkungen sind eine Folge der anders geordneten Energieabläufe.
Folgende Reaktionen sind möglich, müssen aber nicht auftreten:

- Die Sinne (Hören, Riechen, Schmecken, Fühlen, Sehen) werden intensiviert.
- Der Atem wird tiefer und bewusster.
- Die Augen strahlen wieder.
- Freude durchflutet den Körper.
- Ein Gefühl des Erwachens, des Wiederauflebens tritt auf.
- Ein grosses Ruhe- und Schlafbedürfnis tritt ein.
- Alte Krankheitssymptome treten kurz wieder auf.
- Hautausschlag und Ekzeme können als Zeichen des Ausleitens auftreten.
- Das Traumleben wird intensiviert, bewusster erlebt und verarbeitet.

Notfallmittel

Die bekannten Notfalltropfen bestehen aus fünf von Dr. Bach ausgewählten und uns in schwierigen Situationen unterstützenden Pflanzen. Sie gehören in jede Notfallapotheke. Sie helfen zum Beispiel äusserlich aufgelegt als Notfalltüchlein oder aufgesprüht als Notfallspray bei Schürfungen, Prellungen, Insektenstichen, kleineren Verbrennungen, Erfrierungen, Hautausschlägen und bei der Wundheilung. Innerlich werden die Notfalltropfen bei folgenden Symptomen angewendet: Kopfschmerzen, Migräne, Spannungszustände, Muskelzerrungen, Gelenkschmerzen, Fieber, Infekt, Kreislaufstörungen, Ohnmacht, Asthma, Pseudokrupp, Sonnenstich, akute Erschöpfungszustände.
Vor allem bei negativen Gemütszuständen und seelischen Belastungen wie Stress, Streit, Prüfungsangst, Angst vor bevorstehenden Ereignissen, Aufregung, Alpträumen, Reisekrankheit, Flugangst, Schock, Todesangst, Nervenzusammenbruch, Schwangerschaft, Geburt und in lebensbedrohlichen Situationen werden die Notfalltropfen eingesetzt.

Die Notfallmischung besteht aus folgenden fünf Essenzen: Doldiger Milchstern (Star of Bethlehem), bei Schockzuständen körperlicher, geistiger und seelischer Natur der «Seelentröster»; er hilft durch Erweckung der Selbstheilungskräfte unseres Körpers; Sonnenröschen (Rock Rose) gibt bei schweren Angstzuständen, Terror- und Panikgefühlen ebenso wie in bedrohlichen Situationen innere Ruhe und Mut; Kirschpflaume (Cherry Plum) hilft beim Gefühl «durchzudrehen», der Angst, den Verstand zu verlieren, der Gefahr einer Kurzschlusshandlung, innerlich loszulassen und mit Gelassenheit zu reagieren; Springkraut (Impatiens) schenkt bei innerer Anspannung, Ungeduld, beschleunigten körperlichen Funktionen (Herz, Atmung, Schmerzrezeptoren usw.) und Reizbarkeit Geduld und normalisiert die Körperfunktionen; Waldrebe (Clematis) verhilft bei geistiger Abwesenheit, dem Gefühl, «nicht ganz da zu sein», bei Ohnmacht und Bewusstlosigkeit zu klarer Denkfähigkeit. Die Essenzen der Notfallmischung, die uns von Dr. Bach empfohlen wurde, enthalten alles, was wir in unserer Ganzheit von Körper, Seele und Geist brauchen, um eine Notfallsituation bewältigen zu können. Die Einnahme von Notfalltropfen oder Blütenessenzen ersetzt nicht den Arzt. Blütenessenzen aber aktivieren die für den Genesungsprozess nötige seelische Grundhaltung.

Die Notfallmittel werden verdünnt angewendet. Aus dem Anwenderfläschchen geben Sie 4 Tropfen auf die Zunge, sprühen zweimal auf die betroffene Stelle oder legen ein Notfalltüchlein auf. Wenden Sie die Notfallmittel so lange an (alle 5 bis 15 Minuten), bis sich eine Besserung einstellt.

Wie helfen Sie den Mitmenschen?

Durch Selbsterkenntnis und Selbstfindung schaffen Sie die Voraussetzungen, um den mit Ihnen in Kontakt tretenden Menschen zu helfen. Wenn Sie besser wissen, wie und wer Sie sind, können Sie klarer und verständnisvoller handeln. Ihre Entscheidungen treffen Sie bewusster und sind daher auch bereit, Verantwortung zu übernehmen. Sie wissen um Ihre Bedürfnisse und leben danach. Diese Arbeit der Selbstentwicklung, die auch Dr. Bach betont, bildet die Grundlage, auf der Sie anderen Menschen Hilfe bringen können. Voraussetzung dafür ist das Streben nach Ausgeglichenheit und Harmonie.

Zu dieser Hilfe am Mitmenschen werden Sie gerufen, wenn Sie wirklich bereit und reif sind. Dann werden Sie auch die richtigen Mittel und Wege finden, um dem Mitmenschen helfen zu können, jedem auf seine Weise, individuell und ganzheitlich. Es geht letztlich darum, die Erkenntnis zu vermitteln, dass es wundervoll ist, an sich zu arbeiten und sich auf den Weg der Heilung zu begeben. Wenn wir auch wissen, dass wir alles andere als vollkommen sind, gilt es den Prozess des Wachsens, des Erblühens zu unterstützen und zu stärken. Es erwacht dann in uns die Ahnung unseres riesigen unausgeschöpften Potentials, das nur darauf wartet, endlich aufkeimen zu dürfen.

Wahre Heilmittel

Als Arzneimittel der Zukunft, empfiehlt Dr. Bach, sollten nur solche Mittel zum Zuge kommen, die unmittelbar das Gute bewirken. Aus unseren ganzheitlichen Überlegungen heraus sind folgende sechs Anforderungen an ein Heilmittel zu stellen:

- Ein wahres Heilmittel setzt im seelischen, feinstofflichen Bereich an.
- Ein wahres Heilmittel soll Ordnung und Harmonie in Ihr Wesen bringen und erhalten helfen.
- Ein wahres Heilmittel unterstützt Ihre innere Heilkraft, den inneren Arzt, den Paracelsus als «Archäus» bezeichnete.
- Ein wahres Heilmittel fördert das Fliessen aller energetischen Prozesse in Ihrem Körper.
- Ein wahres Heilmittel wird Ihrer Individualität und Eigenart gerecht und fördert Ihre Art und Weise, Erkenntnisse zu gewinnen.
- Ein wahres Heilmittel nimmt Ihnen die Verantwortung für Ihre Gesundheit und Ihr Wohlergehen nicht ab.

Diese Anforderungen können Sie nicht nur an ein Heilmittel, sondern auch an alle angebotenen Therapien stellen. Sie helfen Ihnen, im oft verwirrenden Feld der Angebote und Hilfen die Spreu vom Weizen zu trennen.
Ich möchte dieses Kapitel mit einem Zitat von Dr. Bach abschliessen, das uns nochmals sehr deutlich darauf hinweist, wie die Blütenessenzen einzusetzen sind, damit Sie uns auf dem Weg der Heilung weiterhelfen:

«Bei der echten Heilung spielen das Wesen und der Name der körperlichen Krankheit überhaupt keine Rolle. Krankheit des Körpers ist an sich nichts anderes als das Ergebnis einer Disharmonie zwischen Seele und Gemüt. Sie ist nur ein Symptom der Ursache, und da die gleiche Ursache sich bei fast jedem Menschen auf eine andere Weise manifestiert, gilt es, die Ursache zu beseitigen, und die Auswirkungen derselben, wie auch immer sie aussehen mögen, werden dann von selbst verschwinden.»

«Heilende Kräuter sind all jene, deren innere Kraft uns dabei hilft, unserer Persönlichkeit gemäss zu leben. Genau wie Gott in seiner Gnade uns Nahrung zu essen gegeben hat, so hat er auch in Wald und Flur Kräuter wachsen lassen, die uns heilen, wenn wir krank sind. Diese Pflanzen kommen dem Menschen in jenen Stunden der Vergessenheit zur Hilfe, in denen er seinen göttlichen Ursprung aus den Augen verliert und dunkle Wolken der Furcht und des Schmerzes seinen Blick trüben.»

Herstellung der Essenzen

Der Therapie mit Bach-Blüten liegen Selbsterkenntnis und Eigenverant-
wortlichkeit zugrunde. Die Herstellung der Blütenessenzen weckt die
Liebe zur Natur und öffnet uns den subtilen Kräften und Schwingungen
der Pflanzen und Bäume. Wir lernen dadurch, uns diesen Schwingungen zu
öffnen und den Kontakt zu diesen ordnenden und belebenden Kräften
aufrechtzuerhalten.
Leider haben wir die Verantwortung für unsere Gesundheit und damit
auch die Herstellung von Mitteln, die unserem Heil dienen, in Unkenntnis
der wahren Heilung aus der Hand gegeben. Es ist an der Zeit, diese Werte
wieder zu entdecken und sie uns wieder zu erschliessen. Nach der einfachen von Dr. Bach beschriebenen Sonnen- und Kochmethode lassen sich
die Blütenessenzen selbst herstellen.

Heilkräfte der Natur

«Das ganze Heilungsprinzip meiner Methode ist einfach, und selbst die Pflanzen
können von jedermann gesammelt und verarbeitet werden, dem es Vergnügen
macht.»

Es sind die wildwachsenden Heilpflanzen, die die Informationen spenden,
die uns wieder mit der Schöpfung in Einklang bringt. Es geht bei der
Therapie mit Bach-Blütenessenzen wie auch mit anderen Blütenessenzen-
systemen um die ordnenden Informationen, die uns auf unserem Weg zum
Heil helfen. Die Blütenessenzen bringen die Ordnung der Natur in unser
Leben zurück. Das Wesen der Natur finden wir auf den blühenden Wie-
sen. Dr. Bach fand die Heilpflanzen auf seinen Wanderungen und durch
sein tiefes Verstehen und Erfühlen der Schwingungen und Botschaften der
Pflanzenwesen.
Unsere Vorfahren spürten diese ordnenden Informationen, je mehr sie im
Einklang mit der Natur lebten. Bei der Eiche können wir die heilbringende
Schwingung erahnen, wenn wir uns vor Augen führen, wie hart, kräftig
und stützend ihr Holz ist. Die Germanen pflegten ihre Richtsprüche im
Bannkreis eines Eichenbaumes zu sprechen. Die aufrichtende und stüt-
zende Schwingung ist das Merkmal der Eichenessenz.
Auch die Informationen, die uns die Olive spendet, sind ohne weiteres
nachvollziehbar. Es ist bekannt, wie kräftigend und aufbauend reines, na-
türlich gewonnenes Olivenöl wirkt. Wenn wir während der Ferien in

südlichen Ländern im Schatten eines knorrigen Olivenbaums ruhen, spüren wir dessen regenerierende und wohltuende Schwingung. Wenn auch in einer Zeit der Ausrichtung auf materialistische Denk- und Handlungsweisen viel Wissen um die Naturkräfte untergegangen ist, können wir uns doch stets zurückbesinnen und verschüttete Wege wieder freilegen.

Wenn wir uns mit feinstofflichen Energien befassen, müssen wir uns feinfühlig und intuitiv verhalten. Die Indianer, die durch ihre Lebens- und Denkweise tief mit der Natur verbunden sind, geben uns durch ihre Verhaltensweise Einblick in die Gewinnung dieser subtilen Kräfte. Wenn sie eine Pflanze für ihre Gesundheit benötigten oder wenn sie ein Tier jagten, baten sie die höheren Mächte um dieses Geschenk, diese Gabe für ihr Leben. Um ein Geschenk des Schöpfers an uns Menschen handelt es sich auch heute noch bei jeder Art von Heilmitteln.

Die Vorbereitung

Dieses Bitten um eine Gabe ist bei jeder Blütenessenzen-Herstellung von grundlegender Bedeutung. Wir müssen uns ehrfürchtig und dankbar erweisen, um diesen subtilen Boschaften gerecht zu werden und sie zu unserem Heile und als Hilfe für unsere Mitmenschen empfangen zu dürfen. Zu Beginn der Blütenessenzen-Herstellung steht das Bitten, Einstimmen und Reinigen der Menschen, die das Heilmittel gewinnen möchten. Die Ehrfurcht vor dem Reich der Pflanzen, die uns seit Menschengedenken ihre heilenden und lindernden Kräfte spenden, sollten uns dabei führen und jeder unnötigen Verschwendung Einhalt gebieten.

Schon lange vorher müssen wir uns mit der Pflanze bekanntmachen und sie in der Natur finden. Die Umgebung, in der die Pflanze wächst, und alle in der näheren Umgebung wachsenden Pflanzen vermitteln uns wichtige Eindrücke und Botschaften. Wie sieht die Pflanze aus? Welche anderen Pflanzen wachsen daneben? Wie ist der Boden beschaffen, auf dem unsere Pflanze wächst? Welche Tiere besuchen sie? Wann steht die betreffende Pflanze in voller Blüte? Allein schon diese Beobachtungen lassen uns aufmerksamer und einfühlender werden. Wir beginnen wieder zu staunen über die Zusammenhänge und die wundervollen Abläufe in der Natur.

Berührung

Meine Gestimmtheit, meine Gesinnung, ist sehr wichtig, wenn ich mich einer Pflanze nähere. In den Augenblicken, in denen ich mich mit der Pflanze befasse, übertrage ich feinste Wesenskräfte. Während dieser Berührung fliessen all meine Gedanken und seelischen Schwingungen in die Handlung, in die Gewinnung der Essenz mit ein. Es ist, wie Johanna Paungger in ihrem Buch «Aus eigener Kraft» schreibt: «Entscheidend ist, dass bei jeder Berührung früher oder später immer die innere Absicht der Berührung zutage tritt, niemals das äussere, angebliche oder vorgetäuschte Ziel.» Dr. Bach hat sich am Tag, an dem er die Information einer Heilpflanze gewinnen wollte, seelisch vorbereitet und zum Zeichen der inneren Reinheit saubere Kleider und eine weisse Schürze angezogen. Welche Gedanken gehen Ihnen beim Anblick der ausgewählten Pflanze durch den Kopf? Was und wie fühlen Sie, wenn Sie sich längere Zeit im Bannkreis dieser Pflanze aufhalten? Was teilt Ihnen die Pflanze mit? Alles Fragen, die Ihnen helfen, sich auf die Pflanze und ihre Information einzustimmen. Während dieses Aufenthalts in der Natur treten wir immer enger in Kontakt mit der betreffenden Pflanze, und oft erfassen wir intuitiv die Botschaft, die diese ausgewählte Pflanze uns schenkt. Es ist ganz im Sinne von Dr. Bach, dass wir durch dieses Geschehen in und mit der Natur eingestimmt und eingeweiht werden, um wieder tiefer und verstehender am Leben teilzunehmen. So können wir den tiefen Sinn verstehen, der in der Aussage liegt: «In der Gegenwart der Natur und ihrer Wege hat Krankheit keine Macht.»

Die Pflanze und ihr Umfeld

Um die Herstellung von Blütenessenzen nach der Methode von Dr. Bach zu verstehen, müssen wir uns mit drei wichtigen Bereichen, die nicht nur mit der Blütenessenzen-Herstellung verknüpft sind, sondern auch unser Leben bestimmen, näher befassen: mit der Pflanze, mit dem Wasser und mit dem Licht.

Die Pflanze ist die Trägerin und Spenderin der ordnenden Information, die wir nötig haben. Die Heilkräfte der Pflanzen dienen uns auf drei Ebenen. Auf der körperlichen, materiellen Ebene sind es vor allem die wäg- und messbaren Wirkstoffe, die labortechnisch ausgezogen und in genau bemessenen Dosen in Form von Pillen, Tinkturen oder Aufgüssen uns zu Diensten stehen. Diese Auszüge und Tinkturen wirken messbar auf der Körper ein. Bei der Destillation geben die Pflanzen flüchtige Substanzen ab, die wir als ätherische Öle oder Duftstoffe kennen. Diese ätherischen Substanzen tragen ihre Botschaft materiell und feinstofflich an uns heran. Sie beeinflussen unsere Gefühle und Stimmungen und wirken körperlich und seelisch. Im Kapitel Blütenessenzen und Duftessenzen, Seite 127, gehe ich näher auf diesen Bereich ein.

Die Pflanzenbotschaft, auf die uns Dr. Bach aufmerksam macht, spricht vor allem unsere Seele und unsere spirituelle, geistige Ebene an. Das Pflanzenreich hat über die Jahrtausende seines Entstehens diese ordnenden, lebenserhaltenden Botschaften bewahrt und stellt uns diese in einem Zeitalter des spirituellen und seelischen Erwachens zur Verfügung.

Diese Wirkstoffe und Botschaften der Pflanzen – die ich hier in drei Bereiche unterteile – können wir nur mit der der jeweiligen Ebene entsprechenden Haltung erfühlen und uns erschliessen. Die auf der materiellen und grobstofflichen Ebene zugänglichen Wirkstoffe (Bitterstoffe, Flavonide, Gerbstoffe usw.) sind auch ohne grosse geistige und seelische Anteilnahme der Pflanze entziehbar. Bei den Energien und Informationen, wie sie uns in den ätherischen Ölen und vor allem in den Blütenessenzen geschenkt werden, ist unsere persönliche Anteilnahme, ist eine entwickelte, feinfühligere Wahrnehmung nötig. Wir dürfen dabei auch von einer Verantwortung gegenüber der Pflanze und damit der Natur sprechen. Übernahme von Verantwortung zeigt sich aber auch immer dadurch, dass ich mich um eine Antwort bemühe, eine Frage stelle und bereit bin, eine Antwort zu empfangen. Damit will ich auf die Gesetze der Resonanz und des Ausgleichs hinweisen. Es geht um Senden und Empfangen, um Geben und Nehmen. Diese Gedanken sollen uns auf die Tatsache aufmerksam machen, dass wir die feinstofflichen, subtilen Schwingungen der Pflanzenwelt nur in Übereinstimmung, in Resonanz, empfangen und zu unserem Heilwerden umsetzen können.

Die Blüte

Dr. Bach gewann die Information der Pflanze zu dem Zeitpunkt, zu dem sie blüht. Die Blüte zeigt uns an, dass der Inhalt, die Essenz des Wesens Pflanze ins Grobstoffliche durchgedrungen, Form geworden ist. Das heisst aber nicht, dass ihre Botschaft uns ausschliesslich zu diesem Zeitpunkt zur Verfügung steht. Was in der Blüte sichtbar wird, ist immer in der Pflanze enthalten. Die Blüte macht uns am deutlichsten und intensivsten auf diesen Inhalt aufmerksam. Betrachten wir unser Leben, erkennen wir, dass es auch hier Blütezeiten gibt. Etwas blüht zu jeder Zeit, je nach Lebensabschnitt kommt eine Tugend oder Eigenschaft ausgeprägter zum Zuge, die erkannt und gelebt sein will. Zu sehr rücken wir die Mitte des Lebens als wertvoll und begehrenswert ins Licht und sind uns zu wenig bewusst, dass zu jeder Zeit eine Blüte, etwas Wertvolles in unserem Leben gedeiht.
Bereits wenn die Pflanze als Keimling den Boden, die Scholle durchbricht, wenn sie als Blütenknospe aufbricht, kann sie uns wichtige Impulse vermitteln.
Dr. Bach ist sich dessen wohl bewusst und verwendet die Knospe der Weissen Rosskastanie, um diesen Spannungszustand, diese Information zu gewinnen, wenn auch bei uns ein «Knoten» sich öffnen sollte, ein Durchbruch erreicht werden, ein Talent sich entwickeln soll.
Es ist wichtig zu verstehen, dass die Pflanze in ihrem ganzen Leben uns immer wieder Botschaften geben will. An einem meiner Kurse zur Herstellung von Blütenessenzen sass eine Teilnehmerin lange Zeit ganz versunken unter einer Lärche. Es war gegen Ende des Sommers, und sie fragte sich, ob denn die Lärchenessenz nur gewonnen werden kann, wenn die Lärche

blüht. Sie kam zur Überzeugung, dass zum damaligen Zeitpunkt, im beginnenden Herbst, die Lärche ihr in der Reife ihres Lebens mehr zu sagen habe, als wenn sie jugendlich blüht. Es gilt, die ordnenden Informationen der Pflanze in der ganzen Zeit ihres Werdens und Vergehens zu betrachten und sich nicht allein auf die Blüte zu konzentrieren. Mit wieviel Würde und Anmut, mit wieviel Vertrauen und Selbstsicherheit vermag die Lärche im Spätherbst ihr «Gold» loszulassen. In diesen verschiedenen Stadien, hier am Beispiel der Lärche gezeigt, sind Informationen zu entnehmen, die auch uns in Höhen und Tiefen des Lebens stützen können.

Pflanzenstandorte

Die verwendeten Pflanzen «höherer Ordnung», wie sie Dr. Bach bezeichnete, wachsen in weiter Teilen Europas und nicht nur in England. Sie stammen teilweise ursprünglich aus anderen Gebieten der Erde und wurden hier eingeführt und angepflanzt. Wir sind in der Schweiz in der besonderen Lage, dass nicht nur alle von Dr. Bach bezeichneten Pflanzen in unserem Land wachsen, sondern auch zur vollen Blüte heranreifen. Dr. Bach selbst hat, um die Heilenergien der Oliven- und der Weinblüten in der natürlichen Umgebung dieser Pflanzen zu gewinnen, Freunde in Italien und in der Schweiz gebeten, die Blüten nach der Sonnenmethode für ihn zu präparieren. Es werden für die Herstellung vor allem Pflanzen ausgewählt, die in naturbelassenem und ausgewogenem Umfeld gedeihen. Wo das natürliche Gleichgewicht der Natur vorherrscht, ist die Information, die Schwingung der Pflanze am reinsten.

«Heilende Kräuter sind all jene, deren innere Kraft uns dabei hilft, unserer Persönlichkeit gemäss zu leben. Genau wie Gott in seiner Gnade uns Nahrung zu essen gegeben hat, so hat er auch in Wald und Flur Kräuter wachsen lassen, die uns heilen, wenn wir krank sind» (Seite 83). Mit diesen Worten weist Dr. Bach darauf hin, dass uns die ganze Schöpfung zu Diensten steht und dass es nicht so wichtig ist, ob die betreffende Pflanze in England, in Europa oder in anderen Ländern gewachsen ist. Überall auf der Erde schenken uns Pflanzen ihre Botschaften, die sie als stille Diener für uns bereithalten. Das Wesentliche liegt darin, diese zu erkennen, sich ihnen zu öffnen und sie als Hilfe auf unserem Weg einzusetzen.

Das Wasser

Das Wasser ist ein Element, dessen wir uns meistens ohne grosse Gedanken und leider auch ohne grosse Verantwortung bedienen. Würden wir sonst so bedenkenlos unser Wasser trüben, verändern und vergiften. Wasser verbindet sich fast mit allem, mit dem es in Berührung kommt. Seine molekulare Struktur aus Sauerstoff- und Wasserstoffatomen bildet eine feste, aber auch sehr unruhige, kontaktheischende Bindung. Die Wissenschaft hat diese offene Struktur des Wassers erkannt und bestätigt dessen lösende und tragende Eigenschaften. Auch das Wasser darf nicht nur materiell, es muss auch feinstofflich verstanden werden. Wasser trägt uns nicht nur sichtbare Stoffe, sondern auch Schwingungen und Informationen zu. Allein die Tatsache, dass der menschliche Körper aus über 67 Prozent Wasser besteht, beweist, dass nicht nur Lösung und Transport von Stoffen, sondern auch Übermittlung und Information über den Weg der Wassermoleküle unser Körpersystem, unser Leben steuern und aufrechterhalten. Wasser, Wassermoleküle, die dem Sonnenlicht ausgesetzt werden, vibrieren stärker und erhöhen ihre Eigenschwingung. Dies zeigt, dass Wasser Schwingungen und Informationen übernehmen, speichern und weitertragen kann. Dies erspürte und erkannte Dr. Bach und bediente sich des Mediums Wasser als Träger für die Pflanzenbotschaft.

Das Licht

Durch das Licht, das uns die Sonne spendet, werden die Schwingungen der Blüten auf das Wasser übertragen. Das Licht imprägniert das Wasser mit der Schwingung der jeweiligen Blüte. Die Sonne und ihr Licht ist mehr als nur Wärme und Energie. Ein schöner Tag fördert nicht nur das Wachstum allen Lebens, sondern erfüllt auch unser Gemüt mit Freude und Licht. Inspiration und Erkenntnis werden oft als Lichtblitz oder Gedankenblitz umschrieben, ohne die tiefere Bedeutung dieser Worte zu erahnen. Licht ist Energie und Information, auch in den Farben tritt uns dies deutlich entgegen. Im Kapitel Blütenessenzen und Farben (Seite 139) zeige ich auf, wie die Informationen der Farben die Heilkräfte der Blütenessenzen stützen und ergänzen.

Der Mensch und seine Wirkung

Neben den drei Komponenten Pflanze, Wasser, Licht ist bei der Blütenessenzen-Herstellung ein weiterer wichtiger und bestimmender Faktor mit einzubeziehen, nämlich der Mensch. Wie ich schon erwähnte, ist nicht nur der Zeitpunkt der Berührung, sondern auch die Haltung, mit der wir die subtilen Schwingungen und Informationen der Pflanze zu gewinnen trachten, ausschlaggebend. Die innere Absicht, die Gesinnung des Menschen, der die Pflanzeninformationen gewinnen möchte, spielt eine wichtige Rolle. Wir wollen durch die Botschaft der Pflanze heiler werden, uns einen Schritt auf dem Weg der Heilung weiterbewegen. Eine offene und liebreiche Haltung, die den Zugang zur Pflanzenbotschaft öffnet, gewinnen wir vor allem in der Stille und Abgeschiedenheit. Meditation und Gebet sind wichtige Hilfen auf diesem Weg. Auch das Arbeiten in einer gut eingestimmten und aufeinander eingehenden Gruppe ist dabei sehr förderlich. Die Gruppe kann den Einzelnen stützen, es entsteht eine Atmosphäre der Ruhe und der Erhabenheit. Es ist also sehr wichtig, in welcher Verfassung, in welcher Art und Weise wir an die Pflanze herantreten und ihre Essenz gewinnen.

Methoden der Herstellung

Die Verfahrensweisen, mit denen Dr. Bach die feinstofflichen heilenden Energien der ausgewählten Pflanzen auf das Wasser übertrug, haben nichts Mystisches oder Geheimnisvolles an sich. Er selbst hatte immer den Wunsch, dass die Blütenessenzen von allen Menschen, die sich darum bemühen, auch selbst hergestellt werden können. In jeder Hausapotheke sollten die Blütenessenzen bereitstehen, um so segensreich eingesetzt werden zu können, betonte Dr. Bach.

Bei der Blütenessenzen-Herstellung werden die der betreffenden Pflanze innewohnenden feinstofflichen Informationen mit Hilfe des Lichts oder der Wärme auf das Wasser übertragen. Das so «imprägnierte» Wasser bildet das harmonisierende Konzentrat, die Blütenessenz. Bereits die Navajo-Indianer Nordamerikas bogen Blütenköpfe in eine Schale Wasser (ohne die Pflanzen abzureissen!), setzten sie kurze Zeit der Sonne aus und tranken dann dieses Wasser mit der gleichen Absicht und Wirkung, die der Blütenessenzentherapie zugrundeliegt.

Die Sonnenmethode

Beginnen Sie die Arbeit frühmorgens an einem wolkenlosen und klaren Tag, wenn möglich in der Zeit des zunehmenden und aufsteigenden Mondes. Dort, wo die ausgewählte Pflanze gut gedeiht, sammeln Sie von mehreren Pflanzen der gleichen Art so viele Blüten, wie Sie benötigen, um die Oberfläche einer kleinen Kristallglasschale (Cupschale) mit Blüten zu bedecken. Diese Blüten geben Sie auf sauberes und unbehandeltes Wasser, wenn möglich Quellwasser. Die Schale lassen Sie drei bis vier Stunden im strahlenden Sonnenschein stehen, wobei Sie darauf achten, dass kein Schatten auf die Blüten fällt. Nach dieser Zeit oder bereits wenn die Blüten zu welken beginnen, können Sie spüren, dass die Schwingungen, die heilbringende Botschaft, in das Wasser übergegangen sind.

Die Kochmethode

Die Kochmethode gelangt nur zum Einsatz, wenn die Kraft der Sonne noch nicht ausreicht, um die Schwingungen einiger früh im Jahr blühender Pflanzen, z. B. der Lärche oder der Kastanie, zu übertragen. Sie legen die Blüten in einem Emailtopf ins Wasser und lassen sie bei kleiner Hitze eine Stunde lang köcheln.

Die Kristallmethode

Unter Verwendung einer Kristallgeode ist es möglich, wie dies bereits die Navajo-Indianer taten, die Informationen der Pflanze ins Wasser zu übertragen, ohne die Blüten abzutrennen. Andreas Korte ist der erste Essenzenhersteller, der die Pflanze bzw. die Blüte nicht mehr pflückt und dabei zerstört, sondern mit der von ihm entwickelten «Kristallmethode» die Energie, die Information, der Pflanze direkt ins Wasser überträgt. Die Kristall-Herstellungsmethode ergibt im Vergleich mit Essenzen, die nach der herkömmlichen Methode gewonnen wurden, reinere und ganzheitlichere Resultate; die Pflanzen werden auf diese Weise nicht durch das Abtrennen traumatisiert, und ihre Informationsfülle wird bewahrt. Vor allem für die subtilen Orchideenessenzen ist die Kristallmethode unumgänglich.

Haltbarmachung

Für das weitere Vorgehen benötigen Sie einen Trichter, ein Sieb, eine Vorratsflasche und Cognac oder Alkohol, um das verwendete Wasser und damit die Essenz zu konservieren.

Die mit der Sonnen- oder mit der Kochmethode hergestellte Essenz wird zu gleichen Teilen mit 50%igem Alkohol aufgefüllt, um sie haltbar zu machen. Von dieser Urtinktur sind jeweils nur zwei Tropfen nötig, um eine Vorratsflasche von 30 ml (stock bottle) zu erhalten. Von dieser Vorratsflasche wiederum benötigen Sie auch nur zwei Tropfen, um das Anwendungsfläschchen oder ein Glas Wasser mit der ausgewählten Essenz zu imprägnieren.

Eine Vielzahl von Informationen

Die Natur, unsere Welt, die Schöpfung besteht nach dem universalen Gesetz, dass alles Schwingung ist, aus unzähligen Informationen und darauf aufbauenden Energieformen. Es gibt nicht nur 38 Informationen oder Schwingungen, die uns zur Verfügung stehen. In der Therapie mit kalifornischen Blütenessenzen werden zum Beispiel auch Pflanzen und Blüten einbezogen, die neben den von Dr. Bach bestimmten Pflanzen in unseren Wiesen und Äckern gedeihen (Ackermohn, Löwenzahn, Ringelblume, Margerite, Kamille usw.). Es ist das Ziel anderer Blütenessenzensysteme, den Impuls von Dr. Bach weiterzuentwickeln und der heutigen Zeit gemäss auf einem umfassenderen Feld anzuwenden. Dr. Bach hat seine Therapie nie abschliessend und dogmatisch verstanden. Er hat selbst mehrere Male Teile seiner Arbeit verworfen und seine Therapie, bereichert mit neuen Erkenntnissen, neu aufgebaut.

Abschliessend sei noch einmal betont, dass eine Einstimmung, ein Zugehen auf die Pflanze, eine Kommunikation mit ihr nötig sind, damit sie uns ihre subtilen Botschaften schenkt und wir uns mit unserer Ausstrahlung harmonisch in dieses Geschehen einfügen. Wenn ich am Schluss meiner Seminare empfehle, die anwendungsbereite Blütenessenzenkombination im Fläschchen oder im Wasserglas einen Moment bewusst in die Hände zu schliessen, so deshalb, weil ich überzeugt bin, mit dieser Handlung die Mischung zu «segnen», sie mit meinen besten Wünschen zu begleiten. Blütenessenzen, die in Liebe gewonnen und einem Mitmenschen in Liebe zugewendet übergeben werden, bedeuten etwas ganz Persönliches und sind heilkräftig. Zum Schluss dieses Kapitels möchte ich Dr. Bach noch einmal zu Worte kommen lassen:

«Da der Schöpfer in seiner Gnade gewisse mit göttlichen Heileigenschaften ausgestattete Kräuter geschaffen hat, die uns helfen, Krankheiten zu überwinden, wollen wir diese suchen und sie, so gut wir eben können, dazu verwenden, den Berg unserer Selbstentfaltung immer weiter zu erklimmen, bis wir eines Tages auf dem Gipfel der Vollkommenheit stehen werden.»

Die 38 Bach-Blüten
in Bild und Kurzbeschreibung

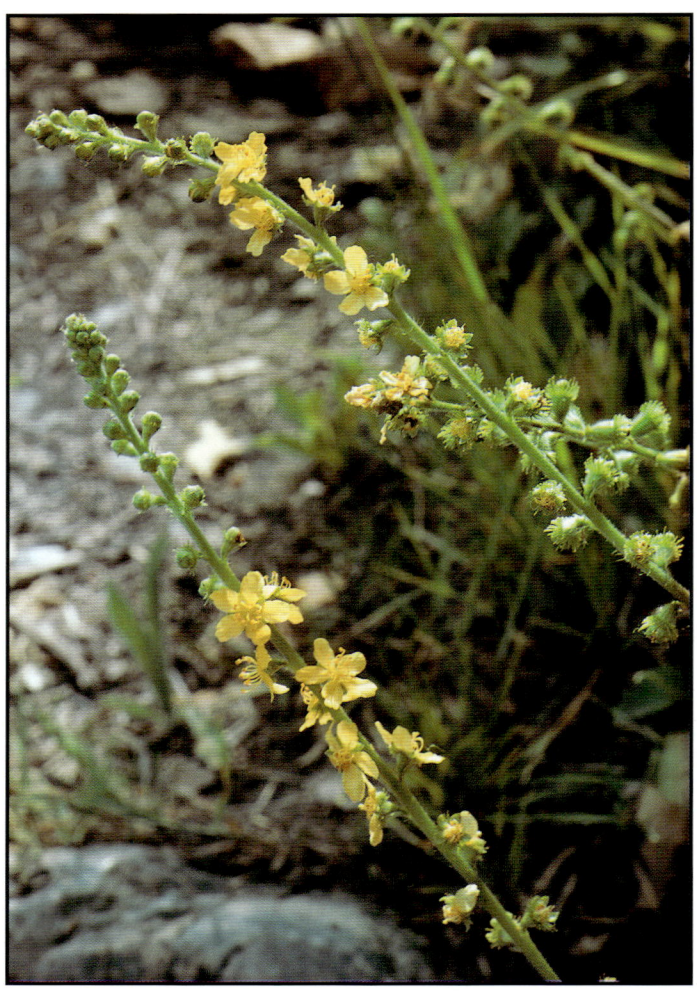

1. Agrimony, Odermennig, Agrimonia eupatoria

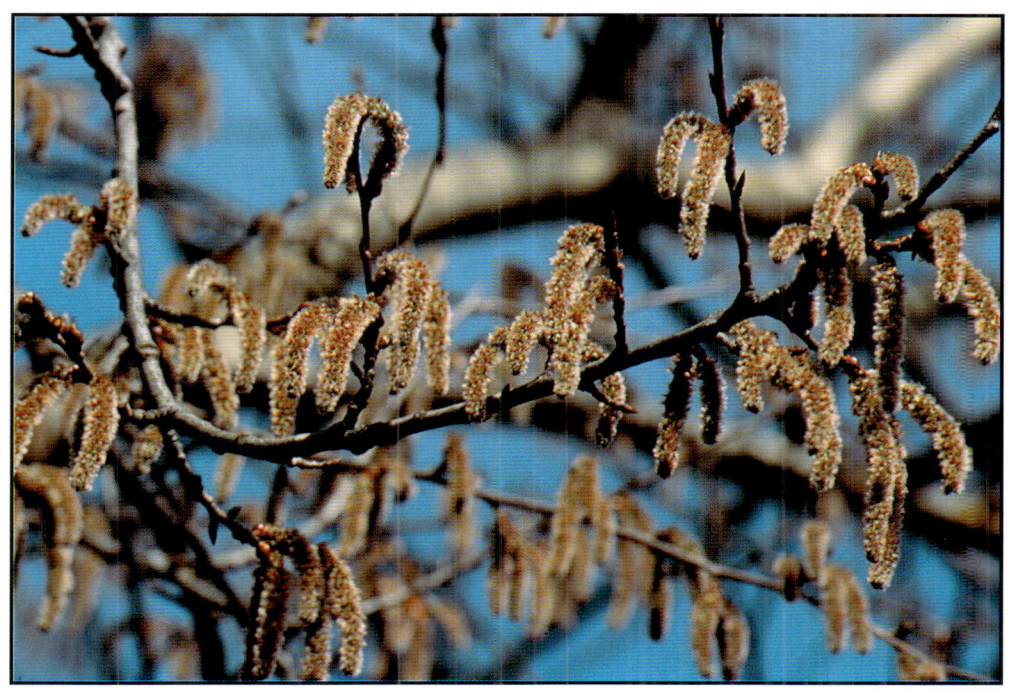

2. Aspen, Espe/Zitterpappel, Fopulus tremula

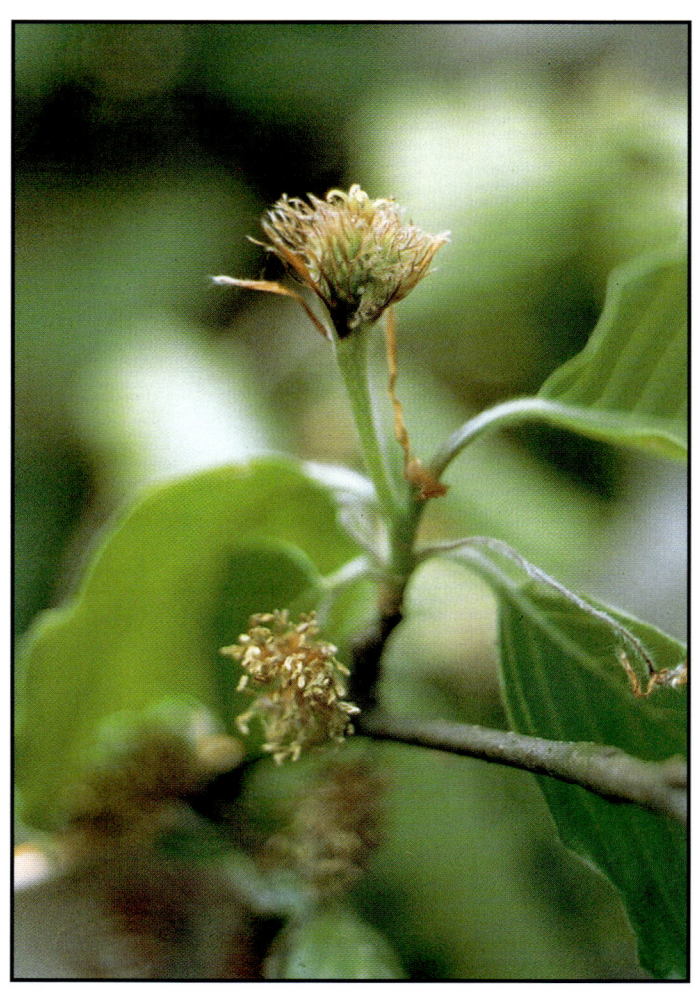

3. Beech, Buche, Fagus silvatica

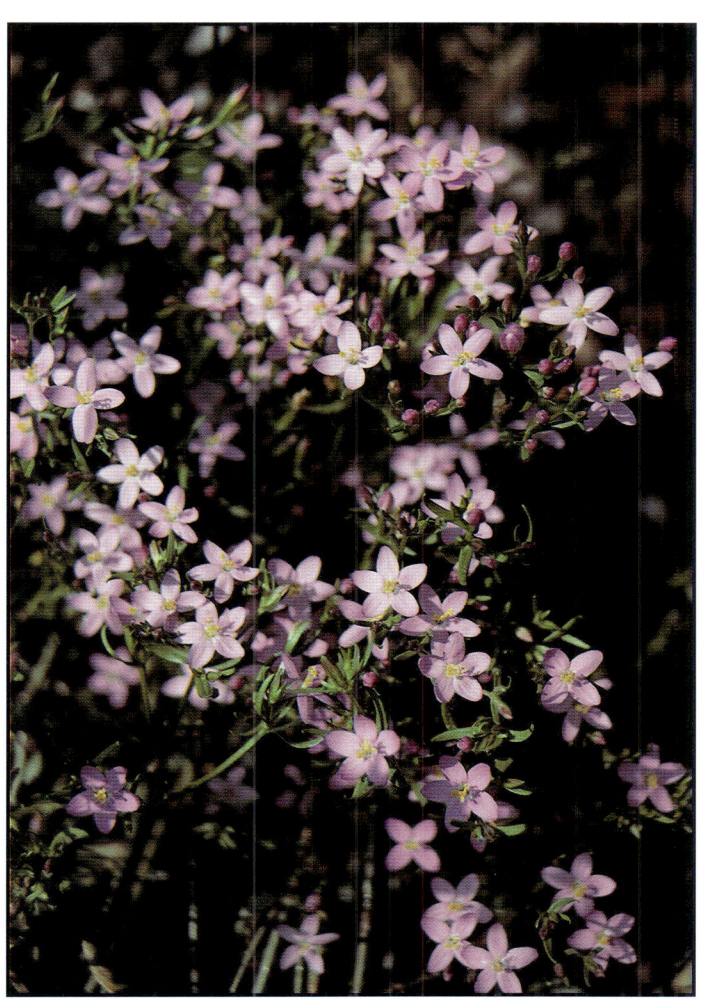

4. Centaury, Tausendgüldenkraut, Centaurum erythaea

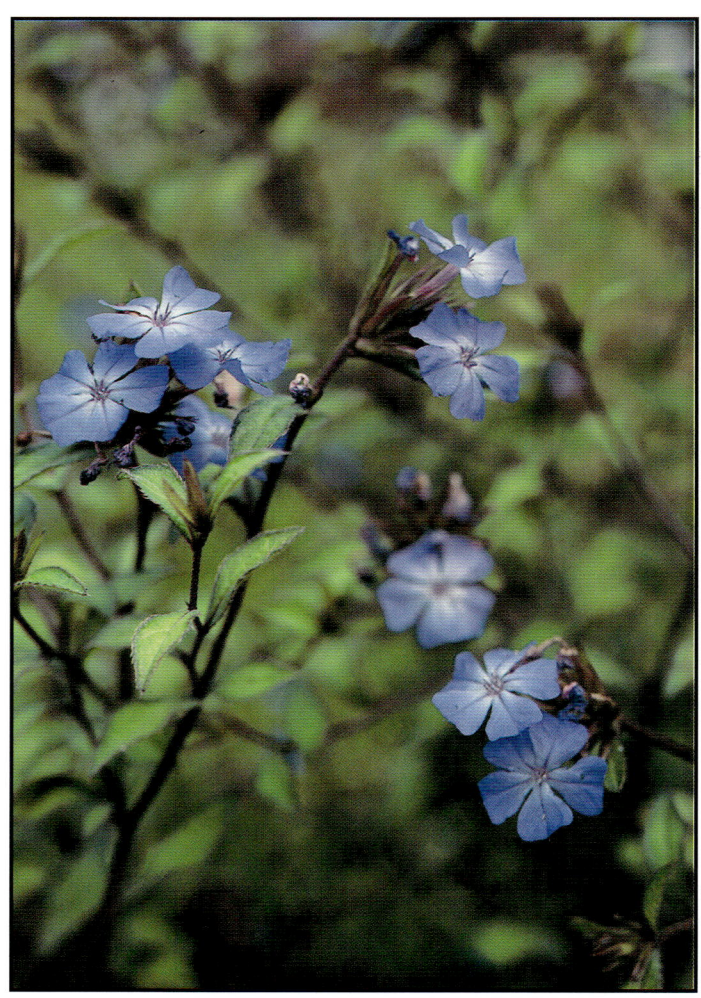

5. Cerato, Bleiwurz, Ceratostigma willmotiana

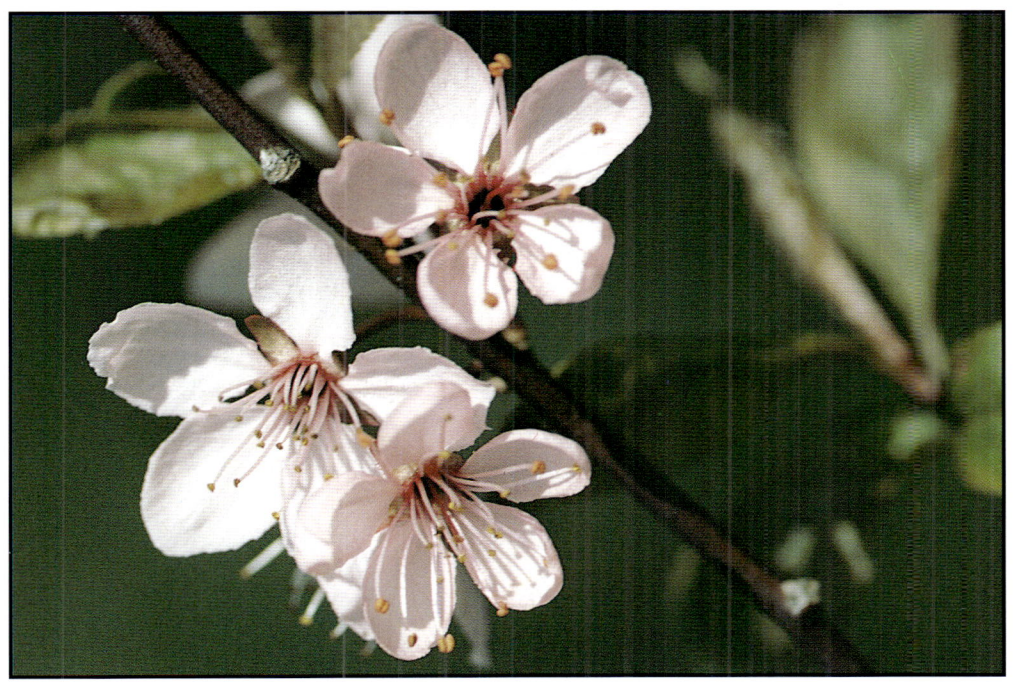

6. Cherry Plum, Kirschpflaume, Prunus cerasifera

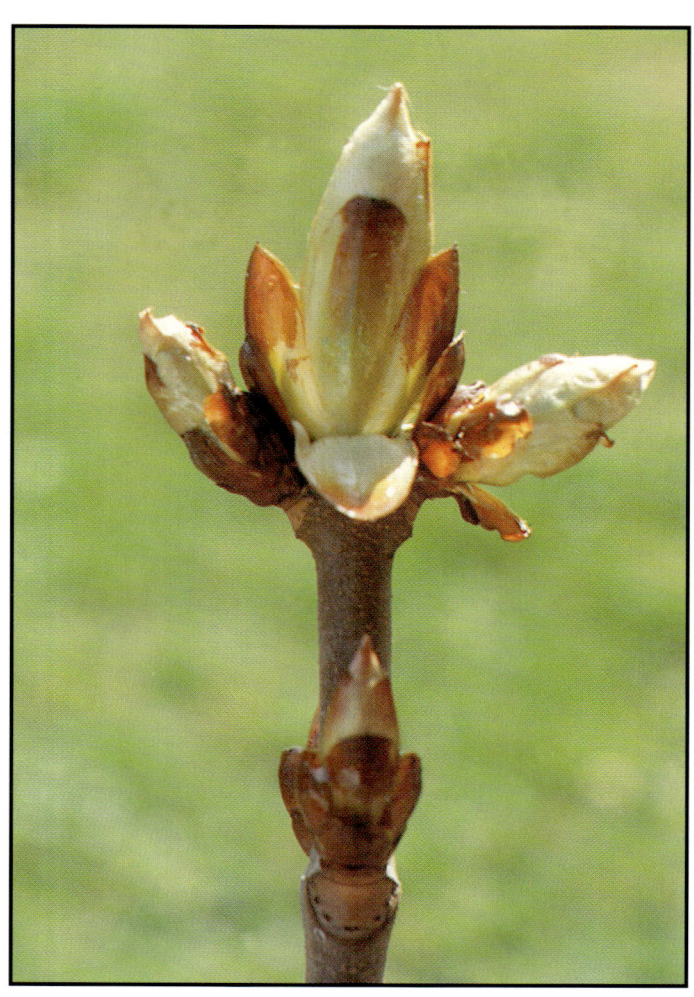

7. Chestnud Bud, Rosskastanienknospe, Aesculus hippocastanum

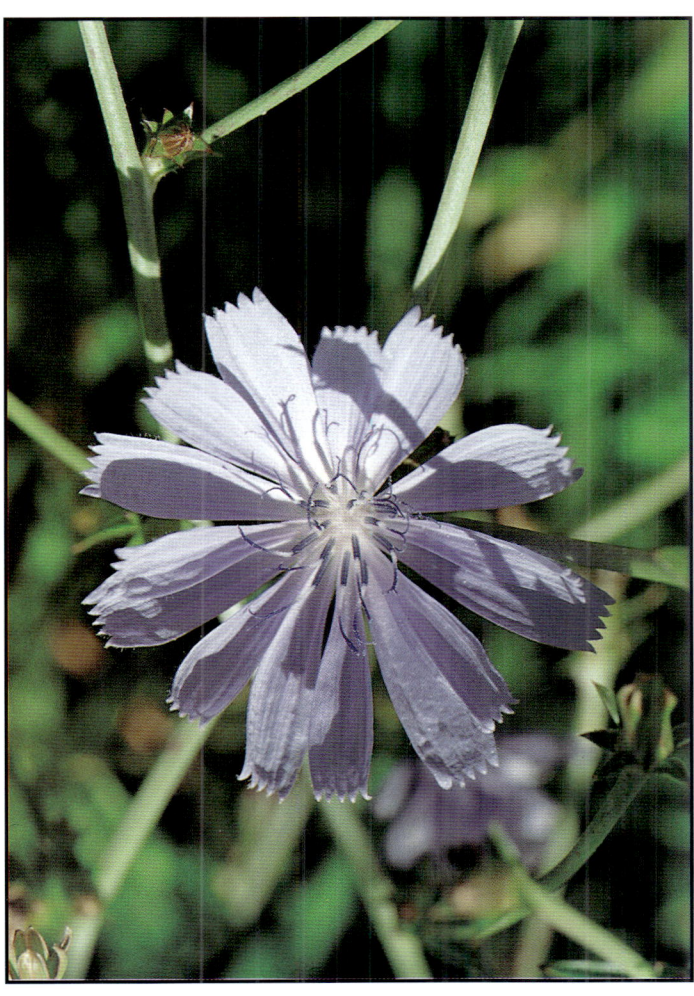

8. Chicory, Wegwarte, Cichorium intybus

74

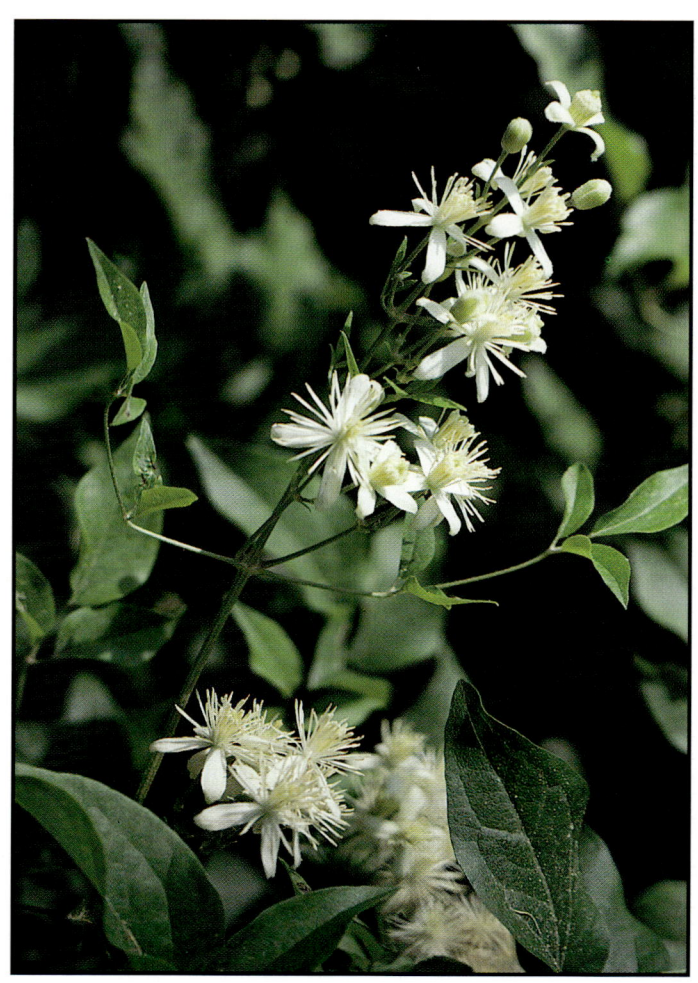

9. Clematis, Gemeine Waldrebe, Clematis vitalba

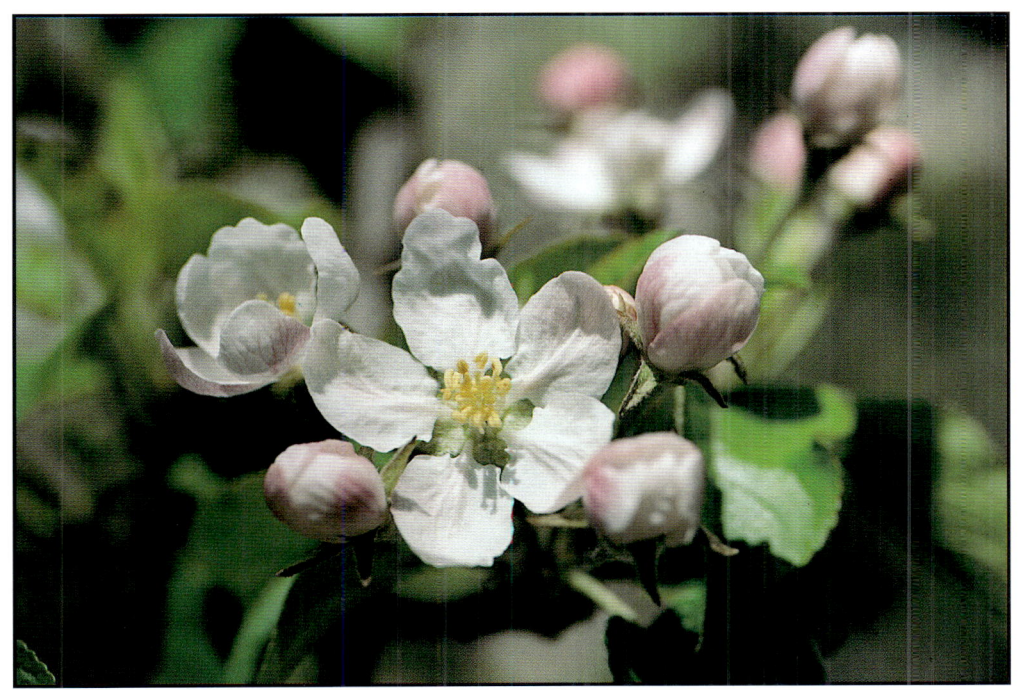

10. Crab Apple, Holzapfel, Malus silvestris

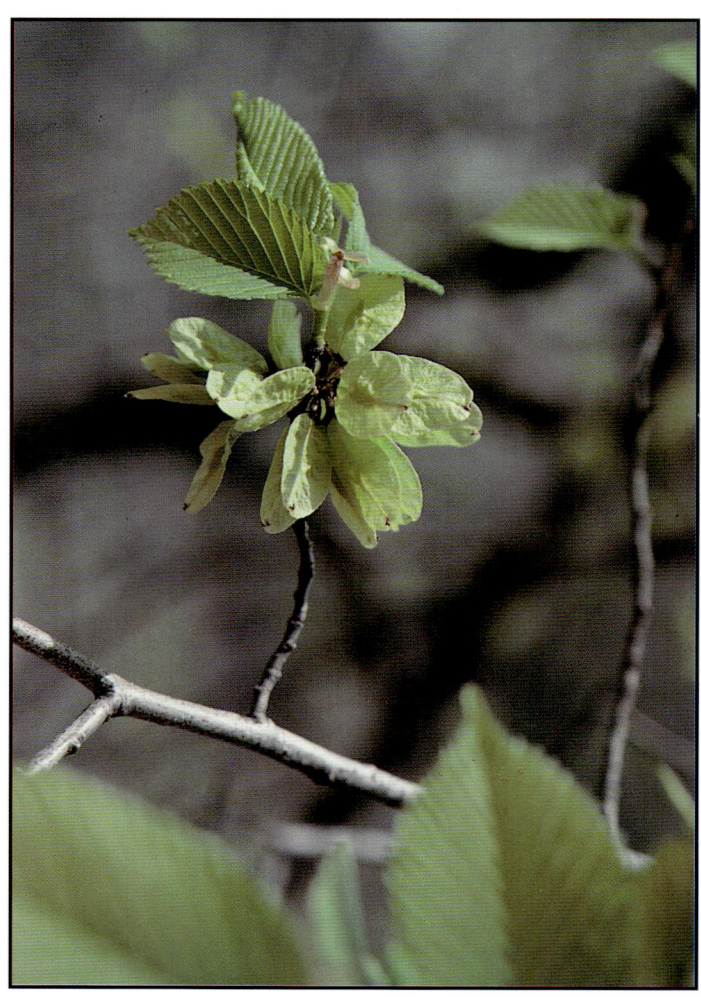

11. Elm, Ulme, Ulmus procera

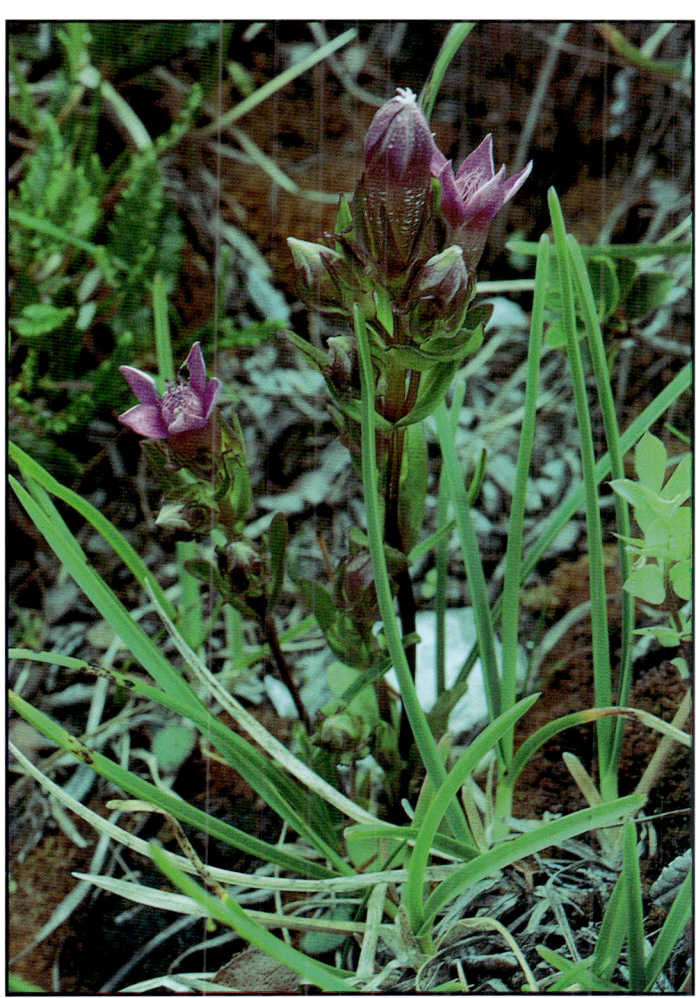

12. Gentian, Bitterer Enzian, Gentianella amarella

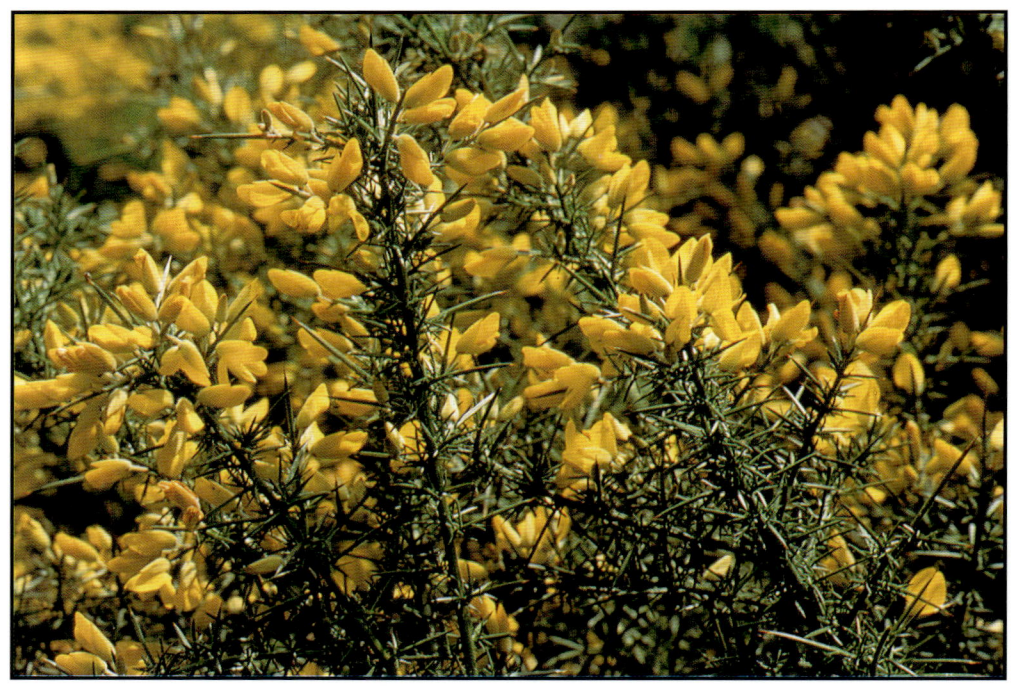

13. Gorse, Stechginster, Ulex europaeus

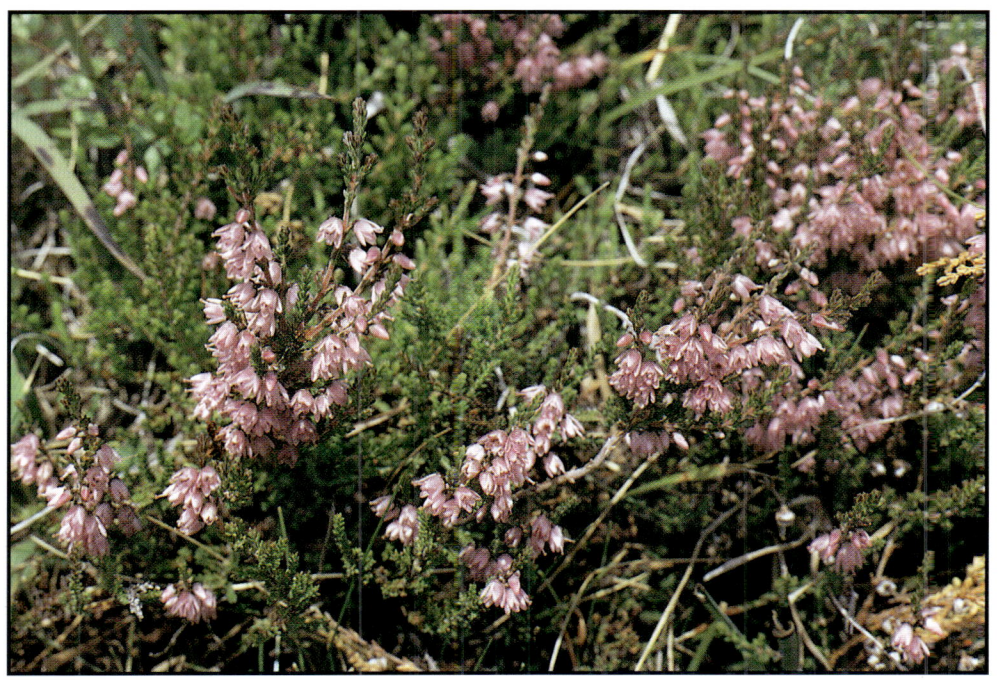

14. Heather, Heidekraut, Calluna vulgaris

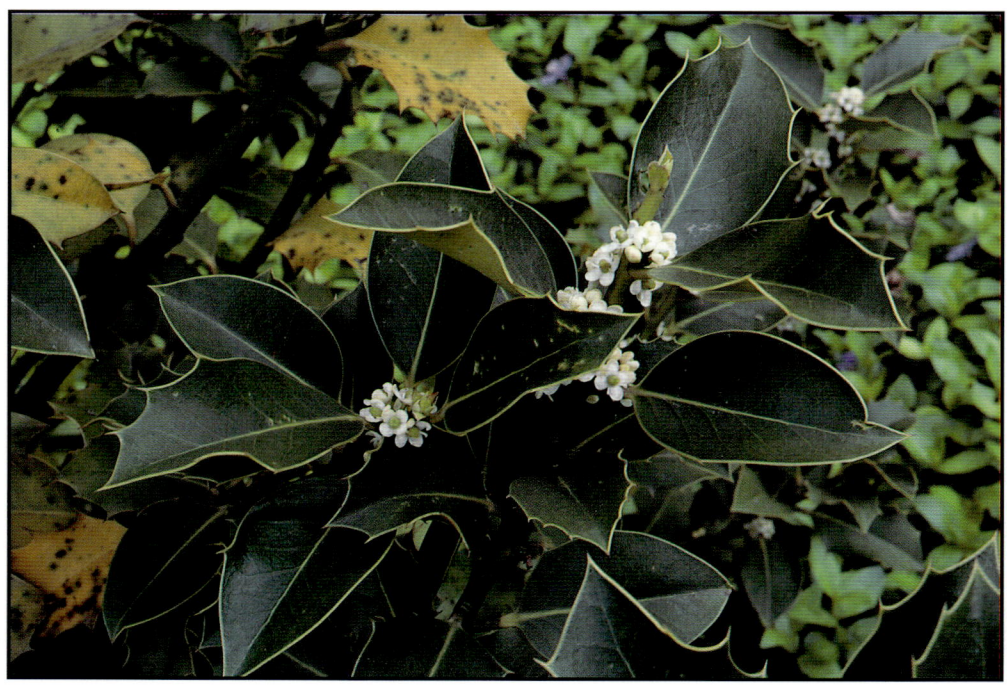

15. Holly, Stechpalme, Illex aquifolium

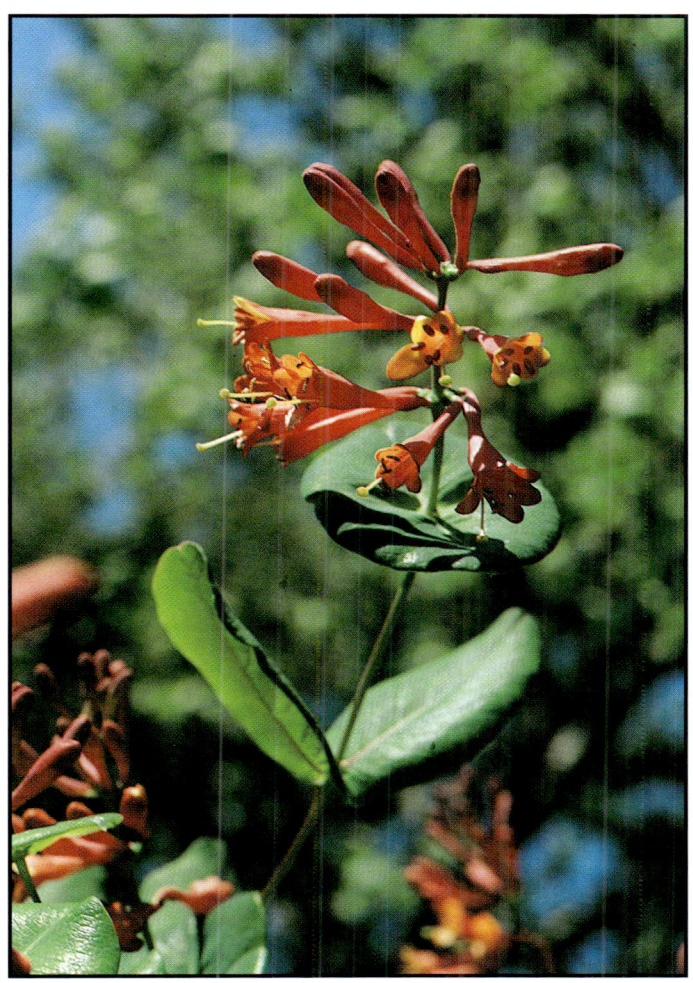

16. Honeysuckle, Geissblatt, Lonicera caprifolium

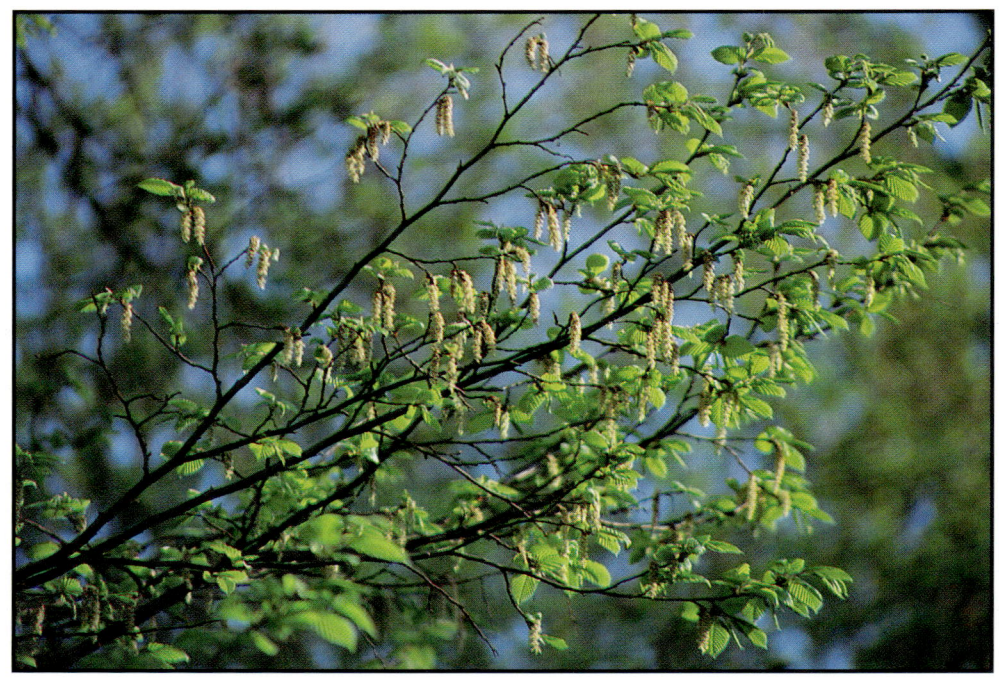

17. Hornbeam, Hainbuche, Carpinus betulus

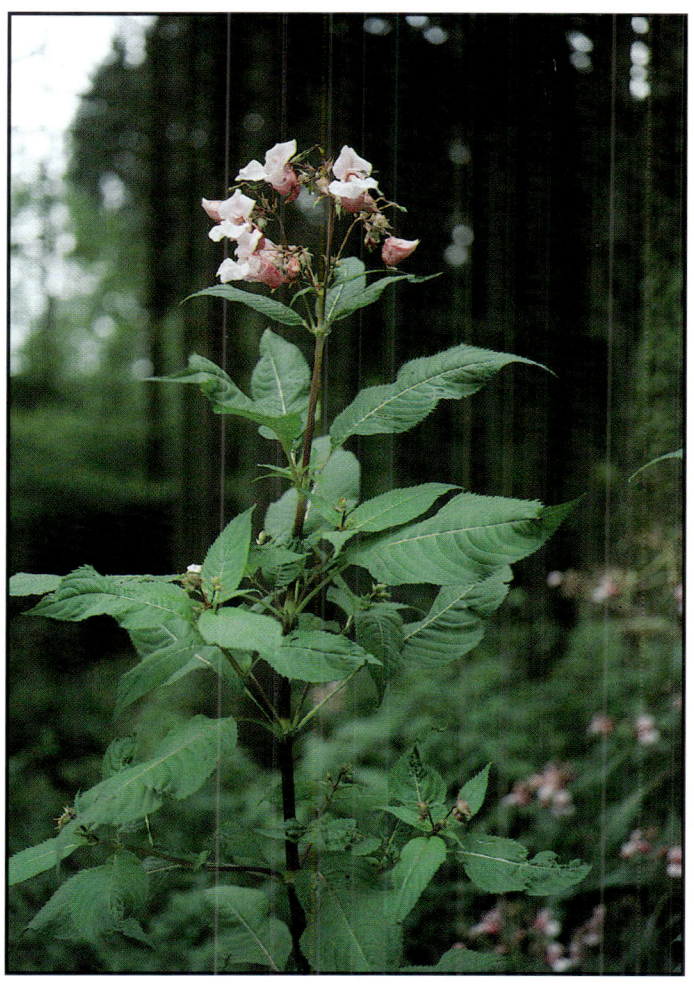

18. Impatiens, Drüsentragendes Springkraut, Impatiens glandulifera

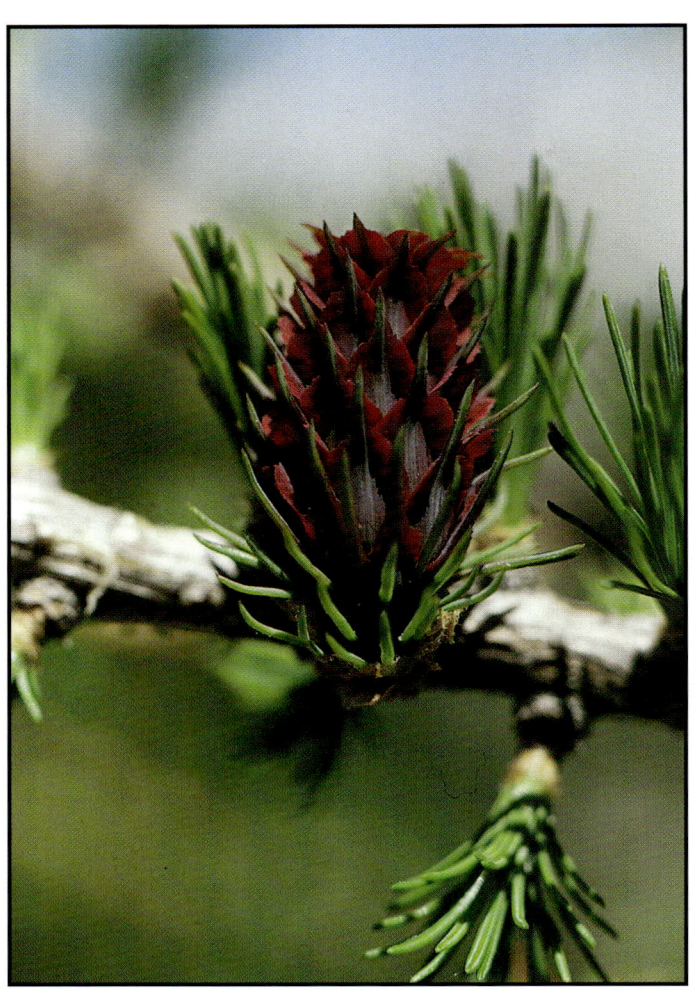

19. Larch, Lärche, Larix decidua

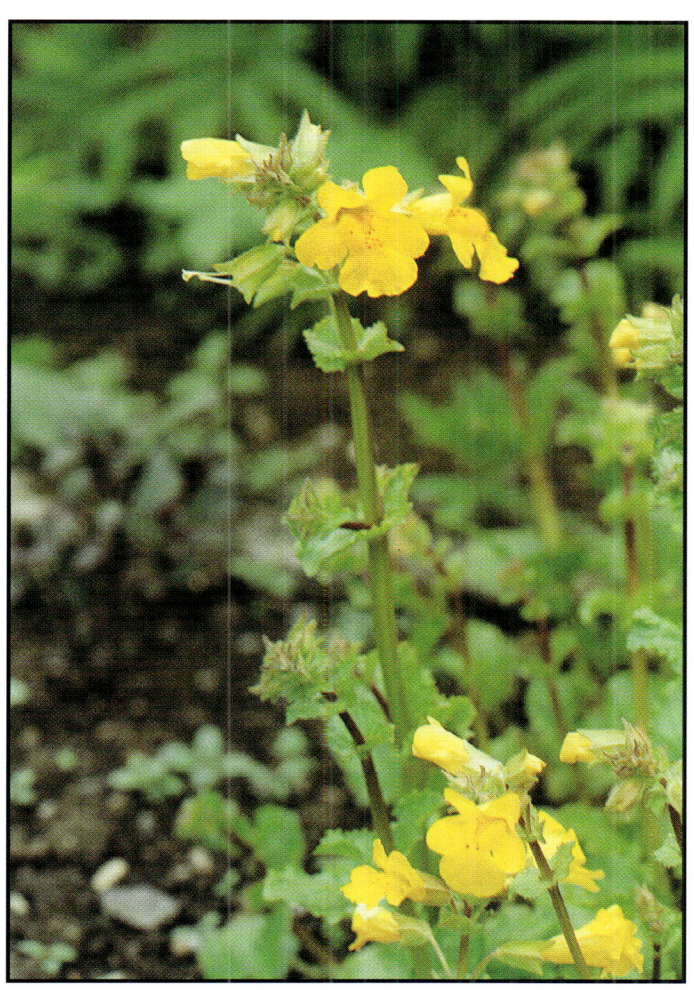

20. Mimulus, Gefleckte Gauklerblume, Mimulus guttatus

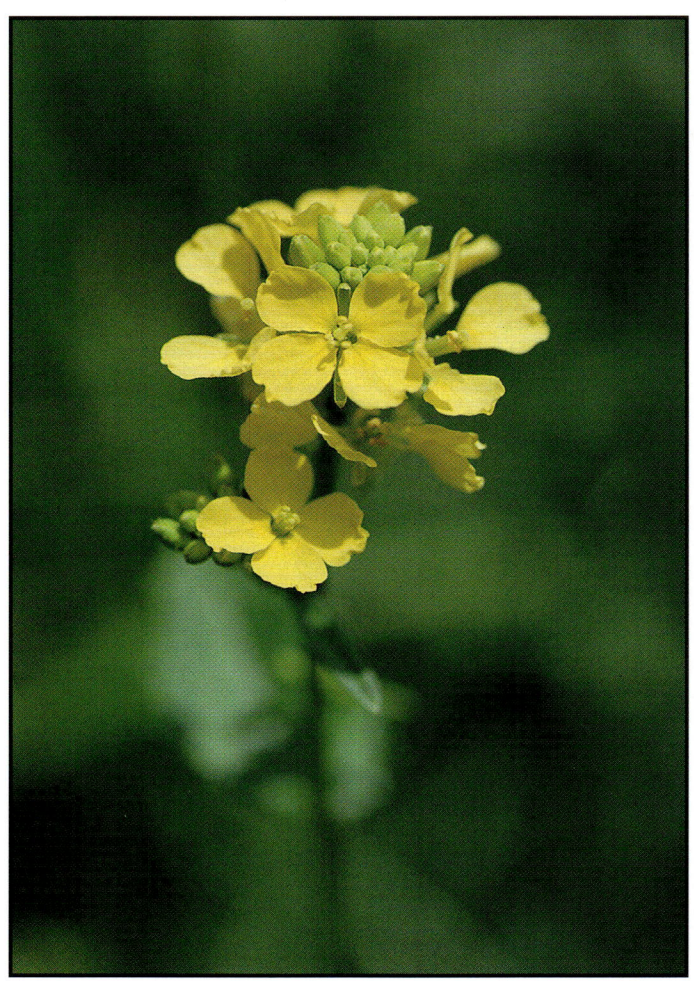

21. Mustard, Ackersenf, Sinapis arvenis

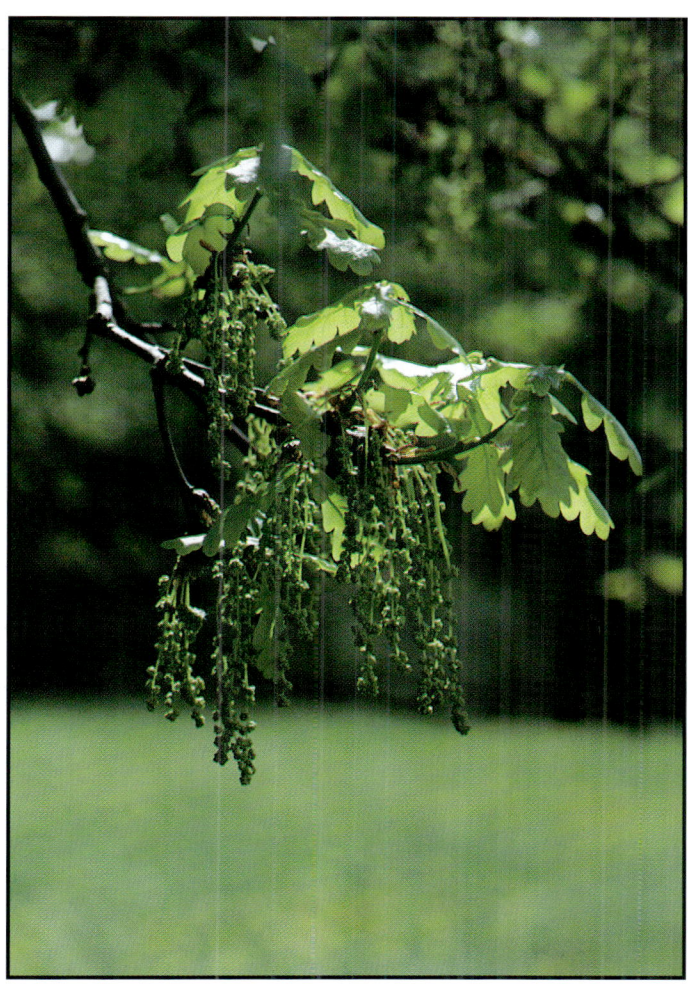

22. Oak, Eiche, Quercus robur

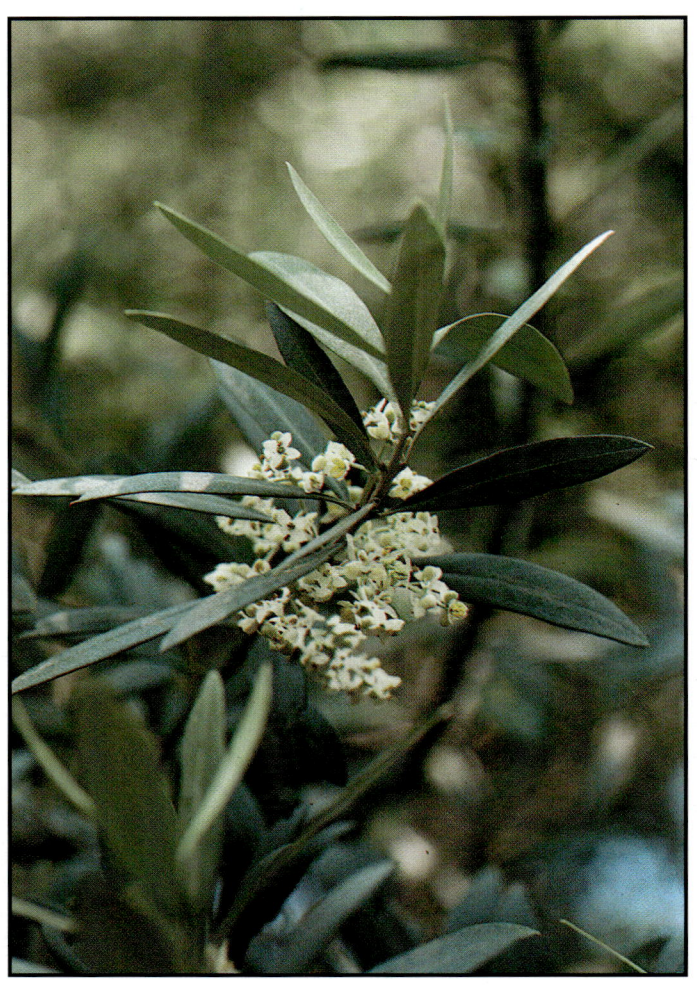

23. Olive, Olive, Olea europaea

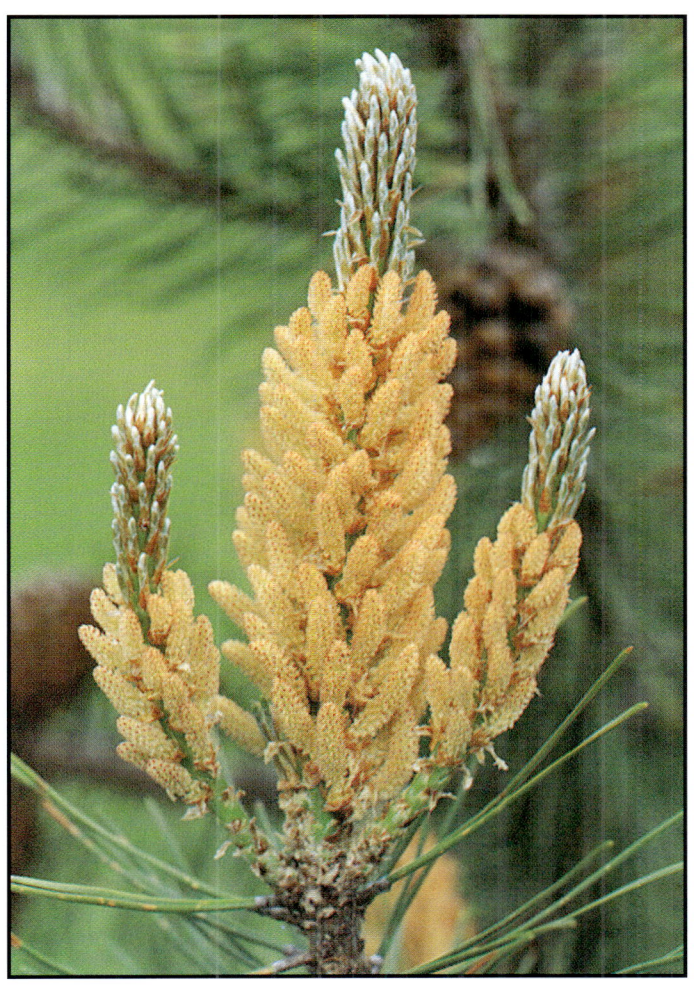

24. Pine, Pinie/Föhre, Pinus silvestris

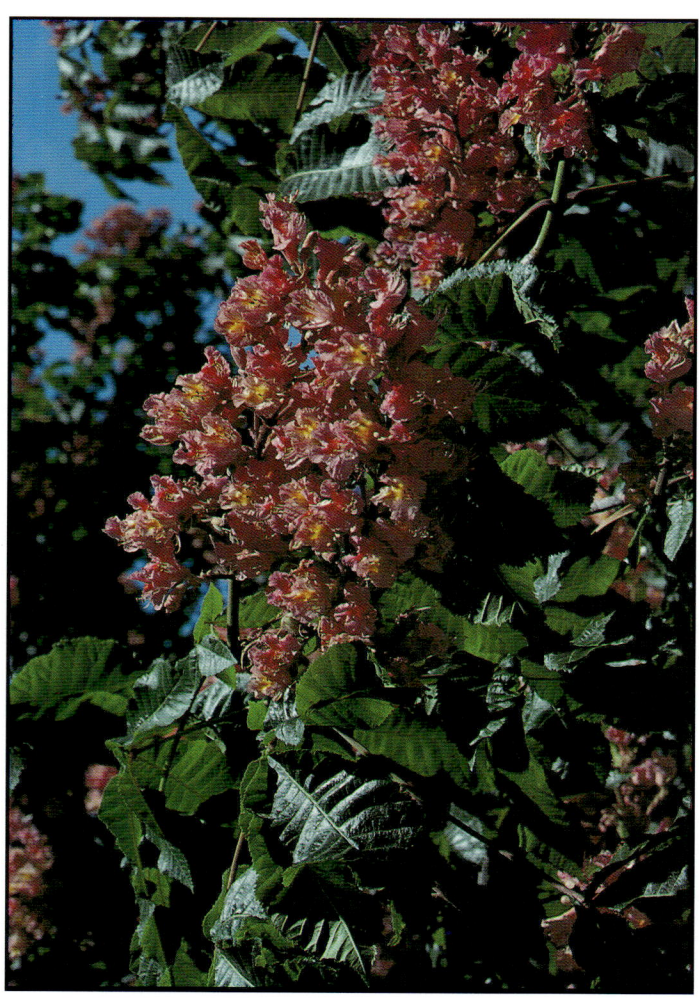

25. Red Chestnut, Rote Kastanie, Aesculus carnea

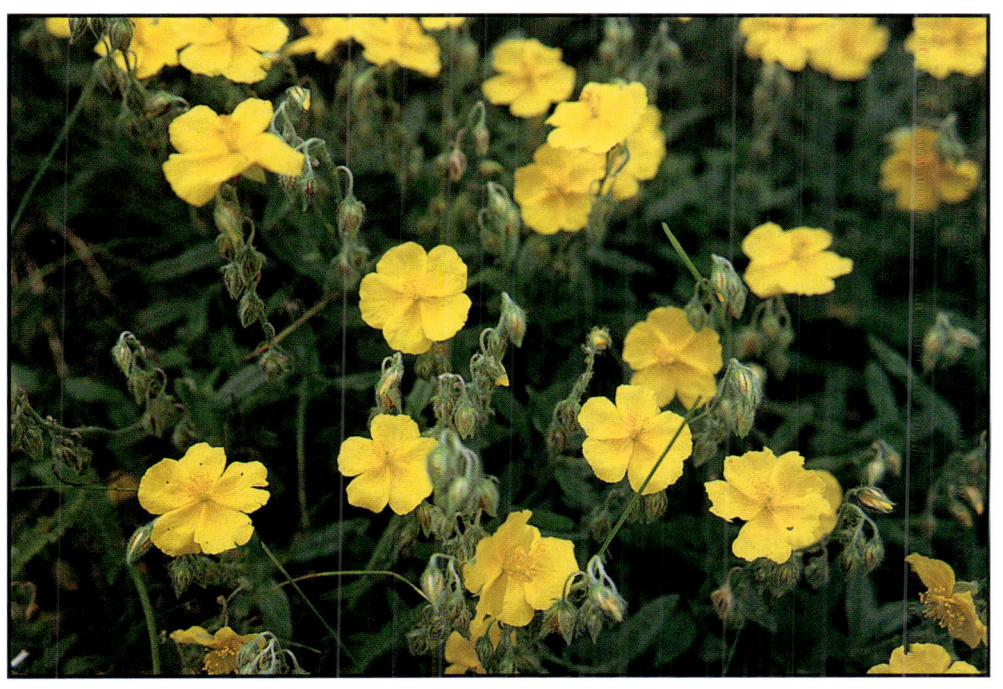

26. Rock Rose, Gemeines Sonnenröschen, Helianthemum nummu arium

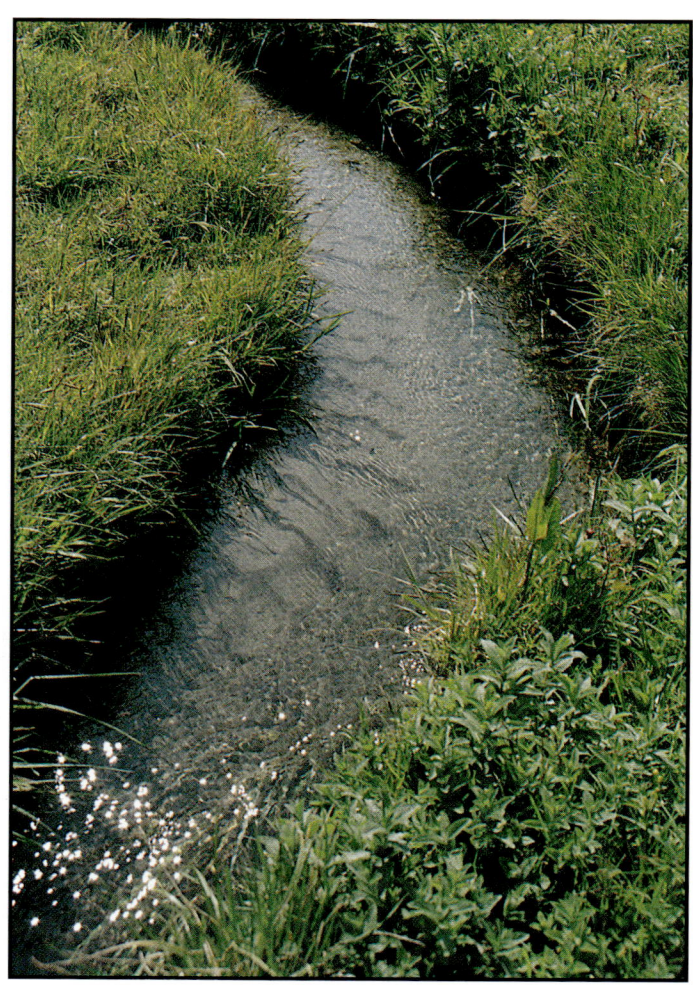

27. Rock Water, Quellwasser, Aqua petra

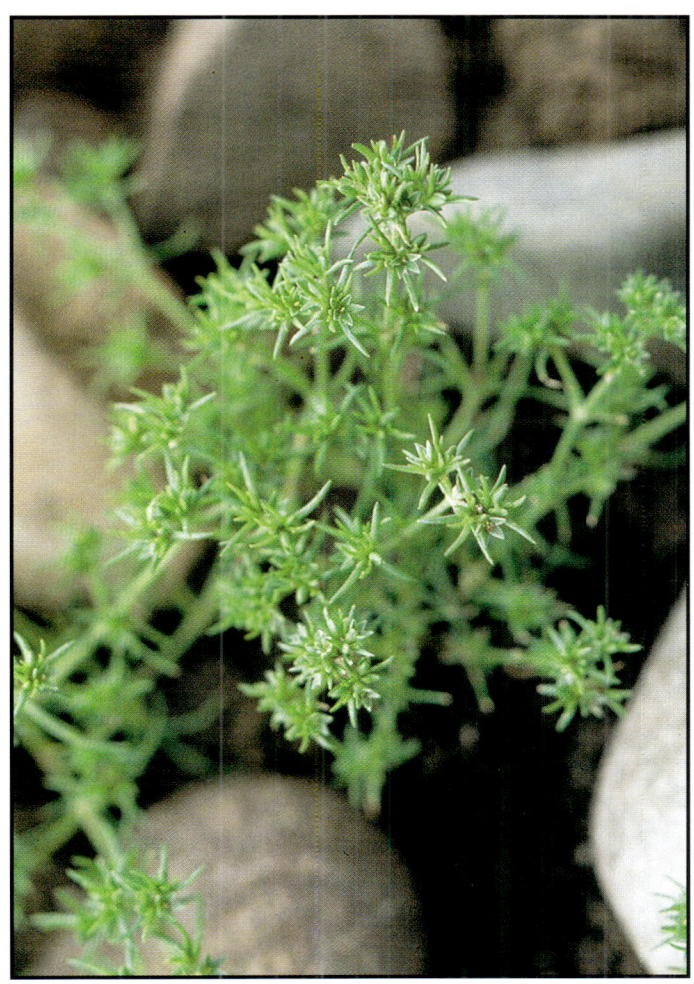

28. Sclerantus, Einjähriger Knäuel, Scleranthus annuus

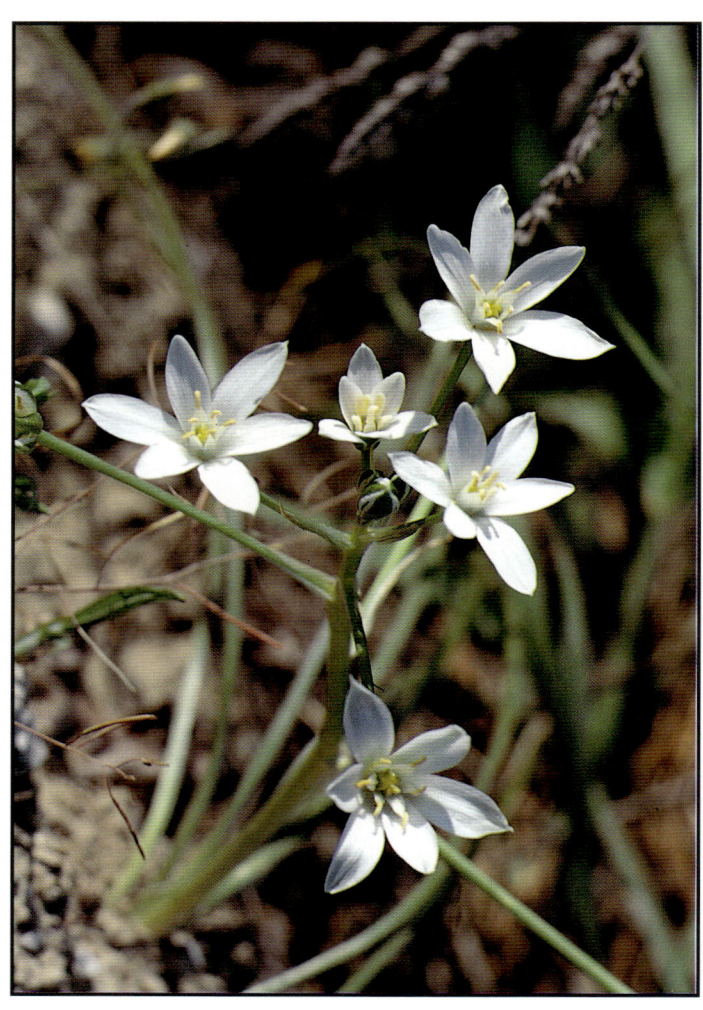

29. Star of Bethlehem, Doldiger Milchstern, Ornithogalum umbellatum

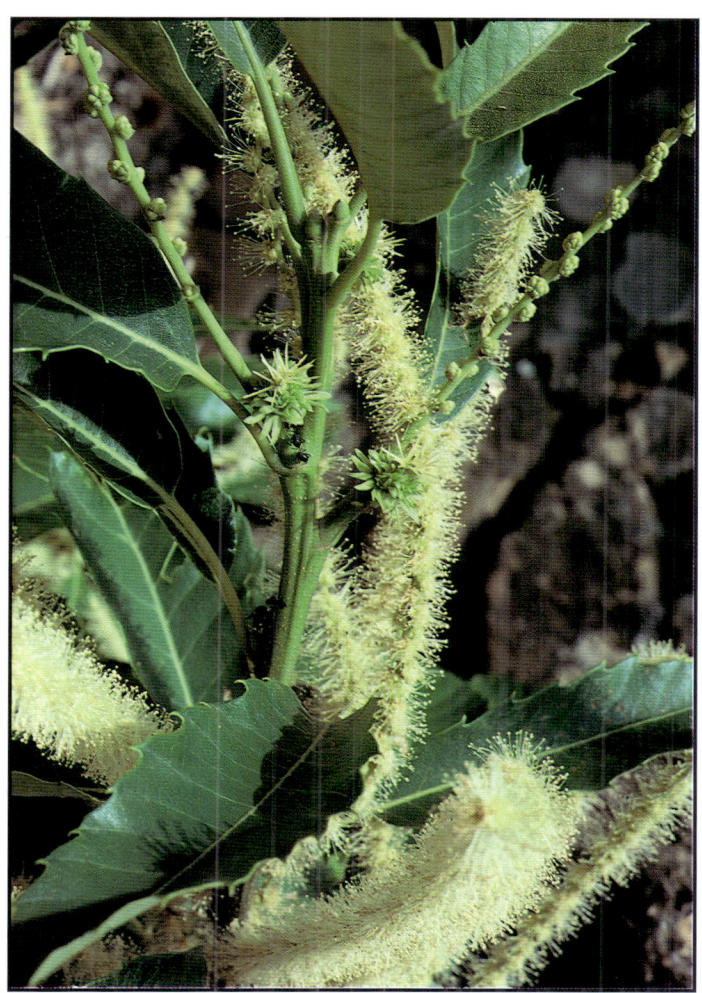

30. Sweet Chestnut, Edelkastanie, Castanea sativa

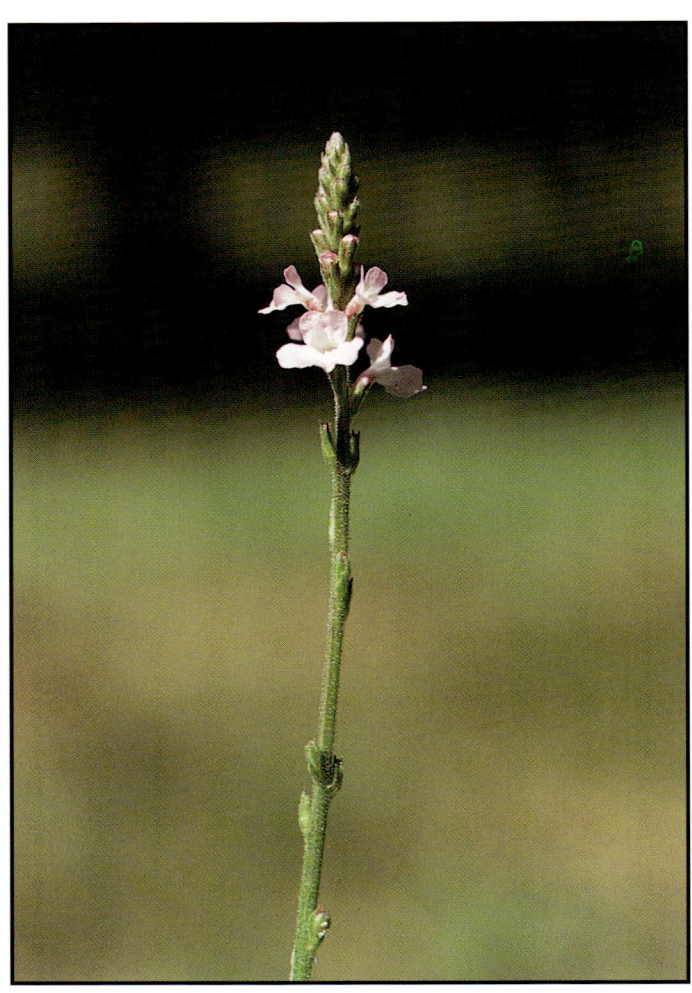

31. Vervain, Eisenkraut, Verbana officinalis

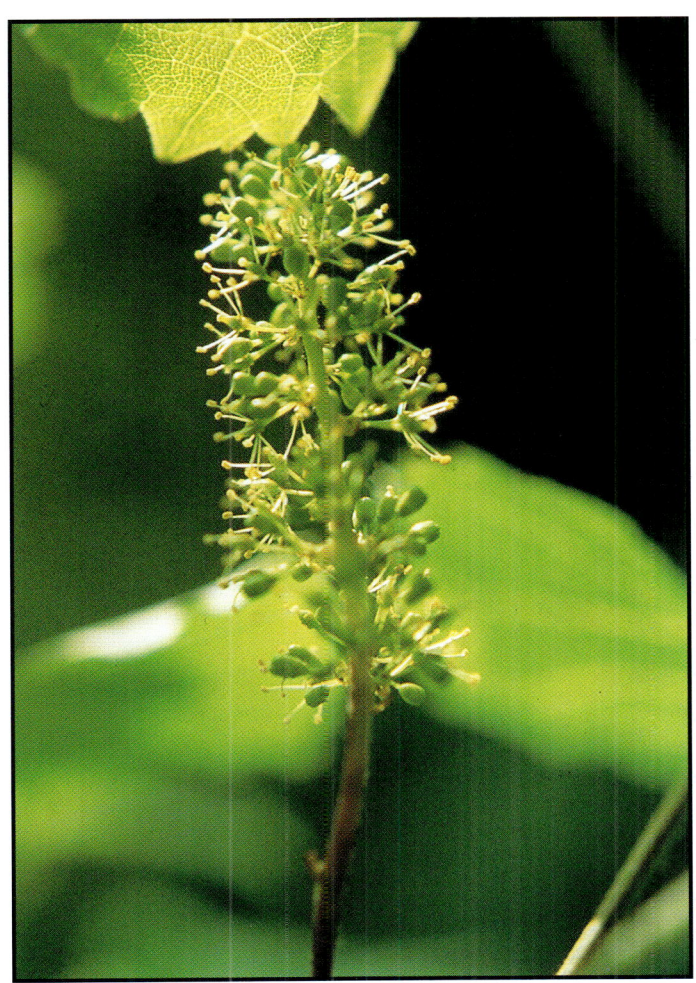

32. Vine, Weinrebe, Vitis v nifera

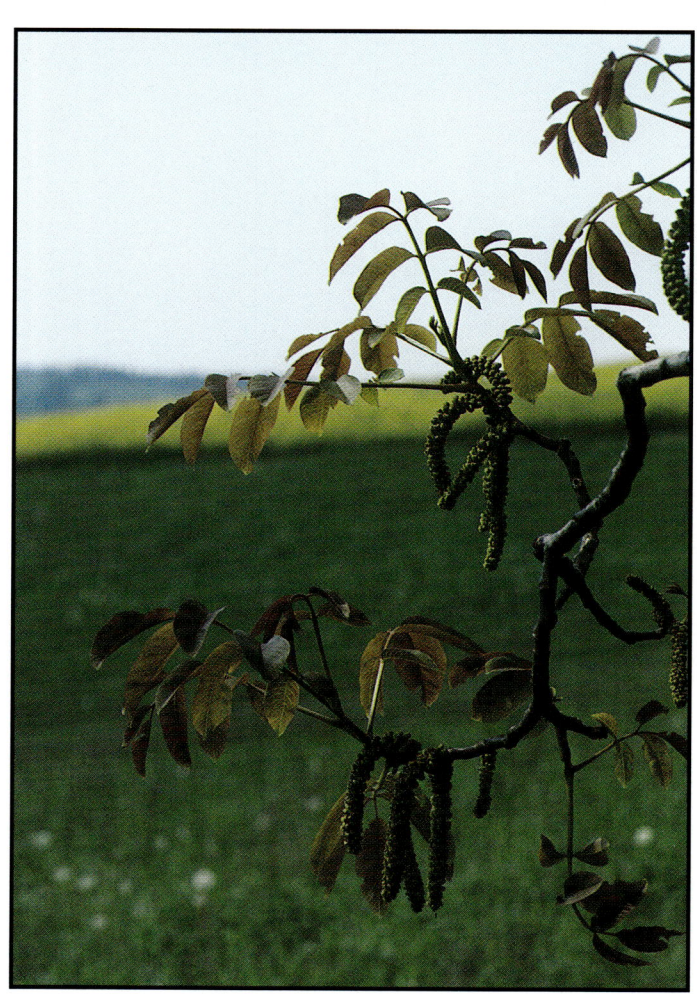

33. Walnut, Walnuss, Juglans regia

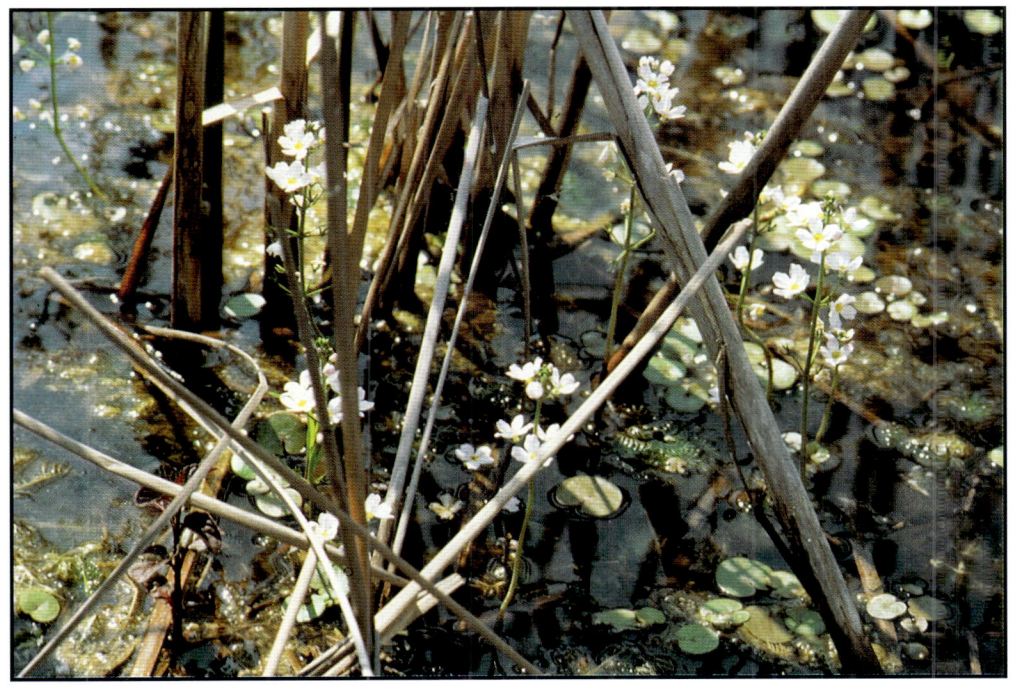

34. Water Violet, Sumpfwasserfeder, Hottonia palustris

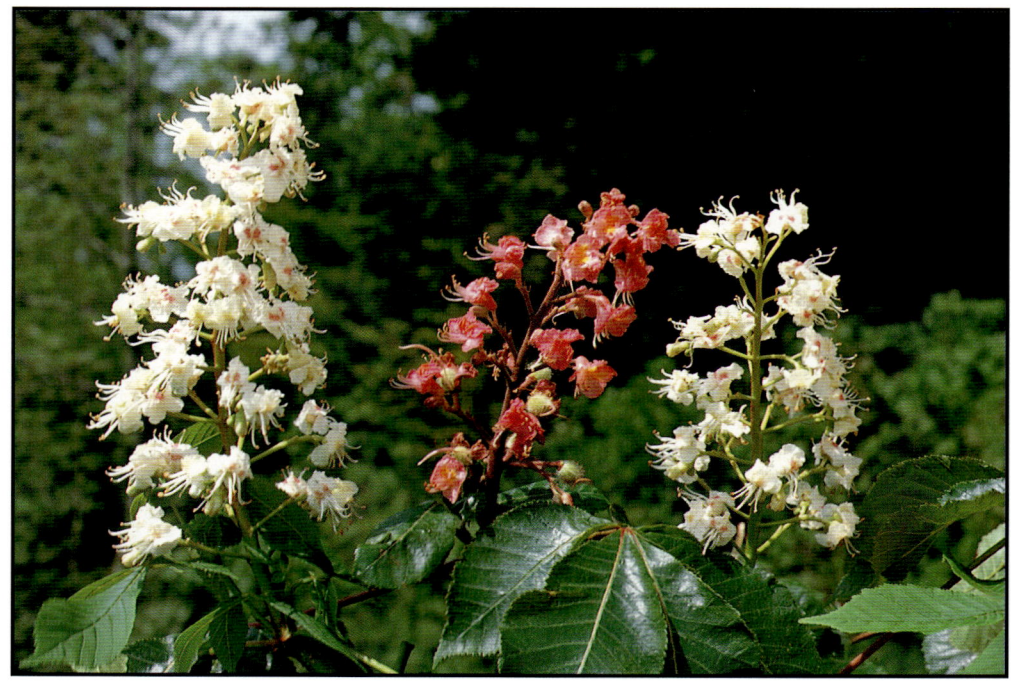

35. White Chestnut, Weisse Kastanie, Aesculus hippocastanum

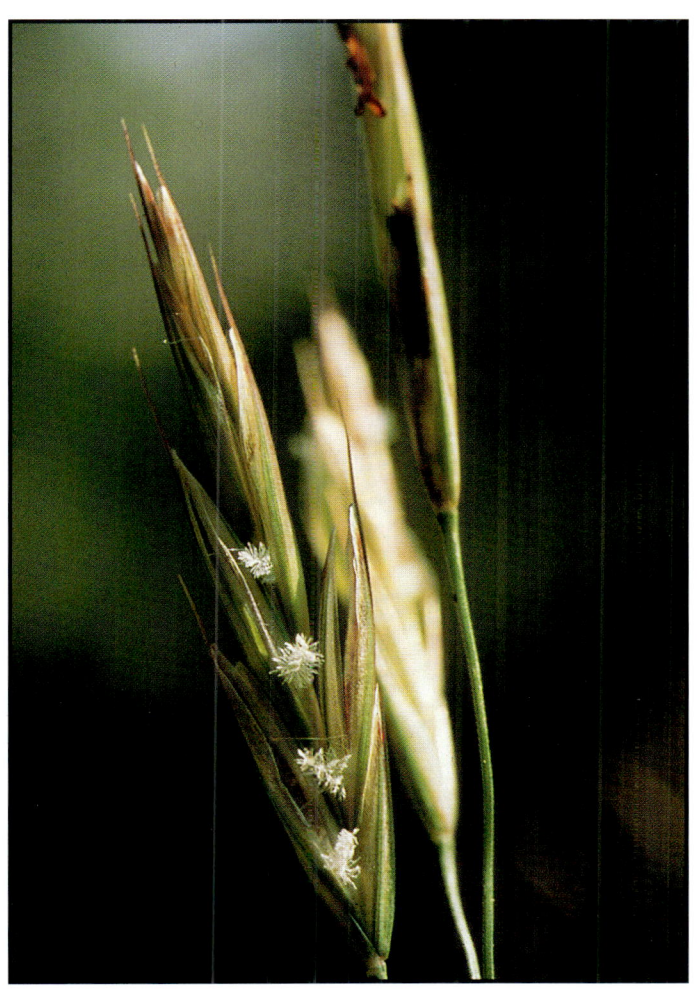

36. Wild Oat, Ästige Trespe, Bromus ramosus

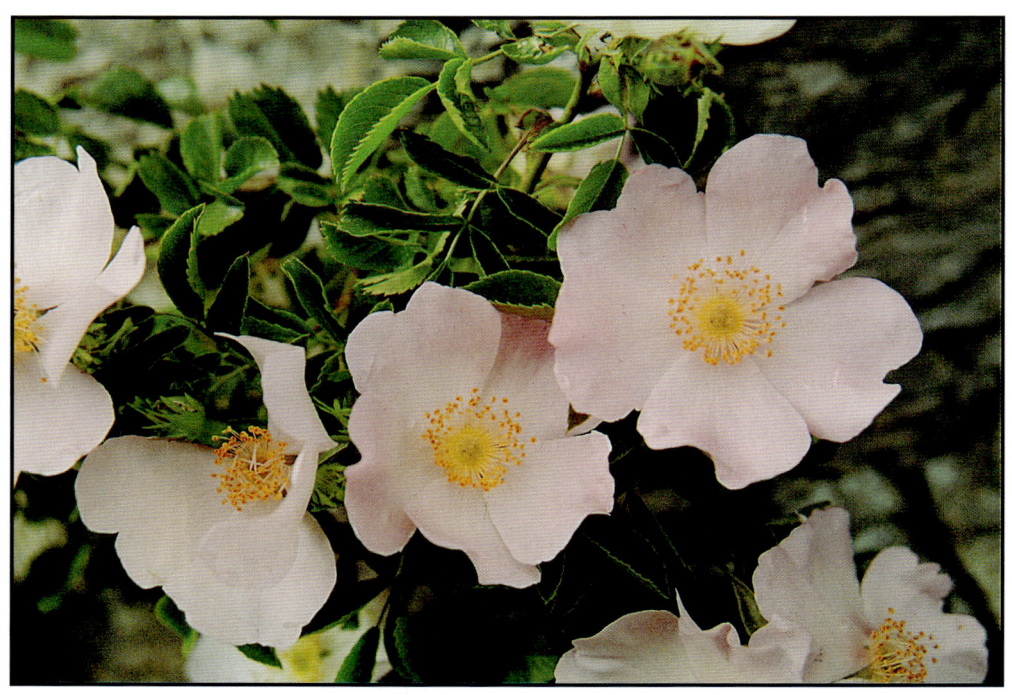

37. Wild Rose, Heckenrose, Rosa canina

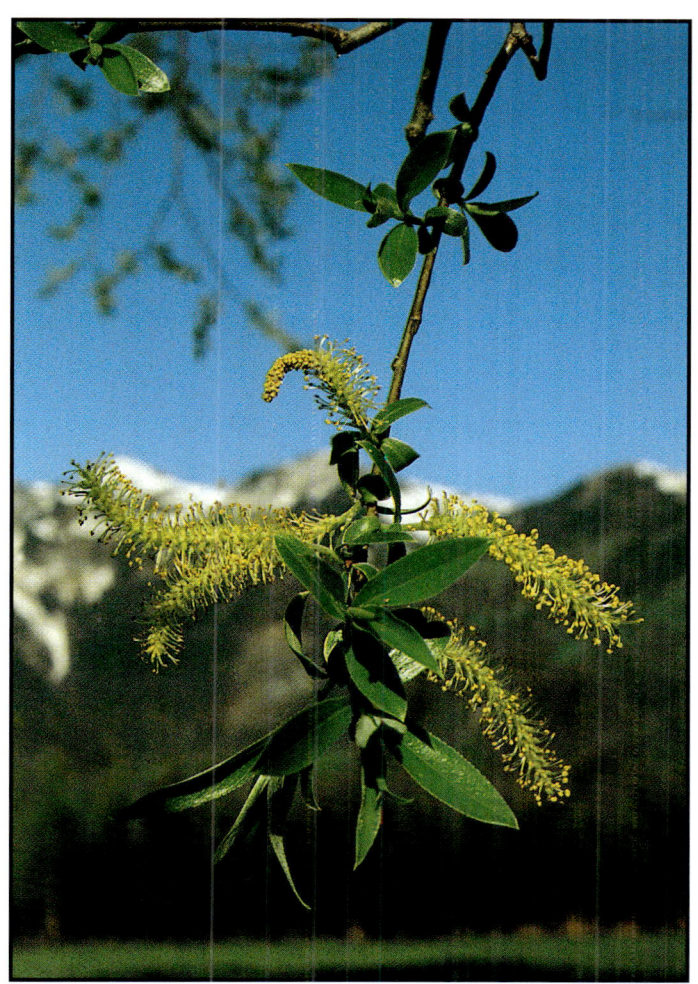

38. Willow, Weide, Salix vitellina

Odermennig (Agrimony 1): Eigene Sorgen und Probleme werden mit aufgesetzter Fröhlichkeit und Aktivität überspielt. Ich kann nicht zur unbefriedigenden Situation stehen und gehe jeder nötigen Konfrontation aus dem Weg. Odermennig schenkt den dringend nötigen inneren Frieden, fördert die Selbstannahme und lässt mich vertrauensvoller meine Probleme angehen.

Zitterpappel (Aspen 2): Bei vager Angst, die nicht gut zu erklären ist, und bei Ängsten, die ich von der Umwelt übernehme, dem Gefühl, «es liege etwas in der Luft», ist Zitterpappel angezeigt. Zitterpappel hilft, Vertrauen zu gewinnen und offen zu sein für die Erfahrungen des Lebens.

Buche (Beech 3): Intoleranz und Kritiksucht haben von mir Besitz ergriffen. Obwohl ich doch nicht in den anderen Menschen hineinsehen kann noch ihn und seinen Weg kenne, urteile und verurteile ich. Die Rotbuche verhilft mir zu mehr Toleranz und Verständnis für die Mitmenschen und öffnet mir den Weg zum Verzeihen.

Tausendgüldenkraut (Centaury 4): Wenn ich auf Wünsche und Anforderungen anderer Menschen allzu nachgiebig reagiere, nicht nein sagen kann, wenn es nötig ist, und mich leicht ausnützen und übervorteilen lasse, tut das Tausendgüldenkraut gute Dienste. Die Essenz verhilft zu innerer Stärke und dem Dienst am anderen, ohne sich selber untreu zu werden.

Bleiwurz (Cerato 5): Menschen, denen das Vertrauen in die eigene Urteilsfähigkeit fehlt, die glauben, den Weg nicht ohne die Ratschläge anderer gehen zu können, schenkt Bleiwurz innere Sicherheit und verhilft zu intuitivem Wissen um den eigenen Weg.

Kirschpflaume (Cherry Plum 6): Bei tiefgründigen aufzuarbeitenden Seelenängsten (Energien), die langsam aufsteigen und mir die Kontrolle über meine Handlungen zu entziehen drohen, hilft Kirschpflaume. Sie ermöglicht mir, meine begrenzte Sichtweise zu öffnen und loszulassen.

Kastanienknospe (Chestnut Bud 7): Immer wieder mache ich die gleichen Fehler, weil ich die nötigen Erfahrungen nicht wirklich erkannt und verarbeitet habe. Alles geht recht hastig und unaufmerksam vor sich und wird gerne rasch vergessen. Die weisse Rosskastanienknospe hilft mir, aus diesen wiederkehrenden Situationen und Verhaltensmustern zu lernen und diese Lektionen zur Erkenntnis und Veränderung zu nutzen.

Wegwarte (Chicory 8): Liebe und Zuneigung lassen sich nicht erzwingen. Dankbarkeit und Anerkennung wird mir entgegengebracht, wenn ich meine Kräfte selbstlos und ohne Hintergedanken geschenkt habe. Die Wegwarte ist die Essenz, die mich zur Bescheidenheit und Selbstlosigkeit führen kann. Sie öffnet mir eine Quelle, aus der ich in der richtigen Haltung immerfort schöpfen darf.

Waldrebe (Clematis 9): Für Tagträumer, die mehr in ihrer Phantasiewelt leben als in der Realität und vergessen, dass die Zukunft aus dem Heute ersteht. Ich nehme zu wenig konkreten Einfluss und bin zu schwach zu Veränderungen. Die Waldrebe hilft mir, bewusster zu werden und aktiver im Hier und Jetzt einzugreifen.

Holzapfel (Crab Apple 10): Diese Essenz hilft, wenn ich mich beschmutzt und unrein an Körper und Seele fühle, wenn ich im Detail hängenbleibe und jede Unordnung fast körperlich empfinde. Die Blüte des Holzapfels entgiftet und hilft, seelischen Ballast abzuladen.

Ulme (Elm 11): Wenn ich mich gerade heute meiner Aufgabe nicht gewachsen, mich kraftlos und verzagt fühle, wo ich doch sonst so perfekt und idealistisch im Leben stehe, hilft die Ulme. Ihre Schwingung beinhaltet die Information, die die Last des Alltags tragen hilft und mich hineinwachsen lässt in ein meinen Möglichkeiten entsprechendes Streben nach Vollkommenheit.

Bitterer Enzian (Gentian 12): Bei Bitternis über eine Situation oder ein Geschehen, wenn Pessimismus und negative Erwartungshaltungen überhandnehmen, hilft der Bittere Enzian oder Herbstenzian. Er schenkt Glauben und Hoffnung, dass sich alles zum Guten wendet, wenn ich bereit bin, aus jedem Geschehen zu lernen und positiv aufzubauen.

Stechginster (Gorse 13): Wenn ich allen Glauben und jede Hoffnung auf Hilfe verloren habe und zu resignieren beginne, oft bei chronischen Leiden und langer Krankheit ist der Stechginster angezeigt. Er besitzt viel Licht und Kraft, die helfen, Hoffnung und Vertrauen ins Leben zurückzubringen.

Heidekraut (Heather 14): Allzu sehr habe ich mich in den Mittelpunkt gedrängt und auf meinen eher kleinlichen Problemen und Sorgen beharrt und bin damit den anderen zur Last gefallen. Die Blütenessenz des Heidekrauts hilft, wiederum zuhören zu lernen und auch die Sorgen und Nöte der Mitmenschen zu verstehen.

Stechpalme (Holly 15): Oft werde ich von negativen Emotionen und Empfindungen getroffen und muss mich darin zurechtfinden. Holly ist das Mittel, das mir hilft, bei Neid, Missgunst, Jähzorn, Raserei oder Wut den Blick für das Höhere, das Licht in mir, nicht zu vergessen. Die Stechpalme hilft mir, die negativen Schwingungen, mit denen ich ringe, in die höheren Schwingungen des Verstehens und des Mitgefühls umzuwandeln.

Geissblatt (Honeysuckle 16): Um mich aus der Vergangenheit und ihren Ereignissen, an denen ich hänge und die ich in Gedanken und Gefühlen immer wieder heraufbeschwöre und herbeiwünsche, zu lösen und in die Gegenwart zurückzukehren, bedarf es des Geissblatts. Jelängerjelieber ist die Pflanze, die mich Wachstum und Veränderung akzeptieren lässt.

Hainbuche (Hornbeam 17): Die Hainbuche besitzt jene Schwingung, die mir bei geistiger Erschöpfung und Müdigkeit hilft. Einseitig und zu unausgeglichen habe ich den Rhythmus zwischen Aktivität und Passivität verloren. Die Hain- oder Weissbuche schenkt neue Energie, die Aufgabe zu bewältigen und den Ausgleich zu finden.

Springkraut (Impatiens 18): Die Einsamkeit will mich lehren, nicht so ungeduldig, reizbar und eigenwillig der Umwelt zu begegnen. Die Menschen meiden mich, weil mein Verhalten wenig anziehend wirkt, ich vieles lieber allein mache und oft gemeinsam Aufgebautes in wenigen Augenblicken und mit wenigen Worten niederreisse. Das Drüsentragende Springkraut hat die Kraft, in mir Geduld für mich und meine Mitmenschen zu wecken.

Lärche (Larch 19): Wer all sein Selbstvertrauen verloren, Angst vor dem Versagen hat und seine Fähigkeiten anzweifelt, dadurch wie gelähmt und bescheiden ist, wo er es nicht sein müsste, dem hilft die Lärche mit ihrer urwüchsigen Kraft zu mehr Selbstvertrauen. Sie schenkt die Überzeugung, dass es nicht so sehr um Erfolg oder Misserfolg, sondern vielmehr um die dadurch gemachten Erfahrungen geht.

Gauklerblume (Mimulus 20): Bei konkreter, greifbarer Angst, einer Angst, die benannt werden kann, Angst vor Schmerz, Unglück, Krankheit, Armut, Schwellenangst usw., schenkt die Gauklerblume Mut und innere Festigkeit und hilft, diesen Situationen tapfer entgegenzutreten.

Ackersenf (Mustard 21): Trübsinn, Melancholie, Traurigkeit und depressive Gedanken bedrängen mich. Ich fühle mich isoliert und alleingelassen. Die Welt sieht dunkel und trostlos aus. Gerade jetzt brauche ich die Lichtkraft des Ackersenfs, der mir aus dieser Schwermut hilft, mir Lebensfreude und Hoffnung schenkt.

Eiche (Oak 22): Sind Sie auch so ein niedergeschlagener Kämpfer, der verbissen weitermacht und unter keinen Umständen aufgibt? Wieso glauben Sie um alles und um jeden Preis kämpfen zu müssen? Der Kampf ist eine Energie, die verhärtend und blockierend wirkt. Die Kraft der Eiche führt zu einer inneren Kraft, die Ihnen erlaubt, auch etwas abzutreten und anderen zu überlassen, ohne sich als Versager und Unterlegener zu fühlen.

Olive (Olive 23): Im Mittelmeerraum wird noch heute das reine und schonend gewonnene Öl der Olive als Stärkung für jung und alt eingenommen oder eingerieben. Wenn ich mich auf allen Ebenen erschöpft fühle, zu viel gegeben und erlebt habe, hilft mir die Energie der Olive zur Regeneration und lässt mich wieder Anteil nehmen am kosmischen Energiestrom.

Waldkiefer (Pine 24): Für Menschen, die unter Selbstvorwürfen und Schuldgefühlen leiden und mit dem Anspruch von Pflicht und Verpflichtung nicht zurechtkommen, sich für die Fehler der anderen verantwortlich fühlen. Die Föhre oder Waldkiefer gibt die Gewissheit, mit der zugeteilten Verantwortung richtig umzugehen und dies als Chance zu nutzen.

Rote Kastanie (Red Chestnut 25): Bei übergrosser Sorge und Angst um nahestehende Personen, wenn ich mich so sehr um die betreffende Person sorge, dass die so entstehende negative Energie belastend für mich und den umsorgten Menschen wirkt, hilft die Rote Kastanie zu verstehen, dass jeder Mensch seine eigenen Erfahrungen zu machen, seinen Weg zu gehen hat.

Sonnenröschen (Rock Rose 26): Dies ist die Essenz, die ich in allen Notsituationen, bei Unfällen, plötzlicher Erkrankung, gewaltsamem Geschehen, bei Panik und Entsetzen, benötige. Das Sonnenröschen ist die grundlegende Essenz in den bekannten Notfallmitteln. Es hilft mir zu erkennen, dass wir alle geführt und beschützt werden, und schenkt mir Mut und Standhaftigkeit.

Quellwasser (Rock Water 27): Quellwasser ist keine Blüte, sondern Wasser, das an die Sonne gestellt wurde. Die Sonne vermag die Wassermoleküle mit ihrer Botschaft der Wärme und des Lichts anzuregen. Unserem heutigen Trinkwasser fehlt jede Sonnenbestrahlung. Gerade die Kräfte des Lichts, die wir in dieser Form zu uns nehmen, zeigen uns den Weg und verhelfen uns zu Disziplin und Standhaftigkeit.

Einjähriger Knäuel (Sclerantus 28): Wenn innere Unausgeglichenheit und Hin- und Hergerissensein dominieren, wenn der häufige Wechsel zwischen Aktivität und Apathie auch meinen Gleichgewichtssinn stören, hilft der Einjährige Knäuel das innere Gleichgewicht, die Mitte wiederzufinden, aus der heraus ich voller Vertrauen und Stärke zu handeln vermag.

Doldiger Milchstern (Star of Bethlehem 29): Der «Seelentröster», wie ihn Dr. Bach nannte, hilft bei Schock oder unverarbeiteten Belastungen, die erst kürzlich geschehen sind oder schon lange zurückliegen. Der Milchstern beruhigt und besänftigt und löst energetische Blockaden auf, so dass die innere Heilkraft wieder fliessen kann.

Edelkastanie (Sweet Chestnut 30): Wenn die Verzweiflung so gross ist, dass sie unerträglich scheint, ich die Hoffnung aufgebe und unsagbares Leid erdulde, schenkt die Edelkastanie Licht und Kraft, in dieser Zeit der höchsten Belastung den Mut nicht zu verlieren. In solchen Stunden und Tagen werden entscheidende Entwicklungsschritte eingeleitet.

Eisenkraut (Vervain 31): Wenn eine Idee, eine Ansicht mit allzu grossem Energieaufwand verfochten wird, fanatisch und missionarisch statt wegweisend und vertrauenserweckend, ist das Eisenkraut angezeigt. Es enthält die Schwingung, die mich meinen Übereifer dämpfen und mich die Individualität jedes Menschen erkennen lässt.

Weinrebe (Vine 32): Wenn ich allzu selbstsicher und willensstark beginne, andere autoritär und machtvoll zu beeinflussen, hart, fast grausam reagiere, wenn meinem Willen nicht Folge geleistet wird, und dabei verkenne, dass meine Fähigkeiten den Mitmenschen helfen und sie vorwärtsbringen, aber nicht hindern und ängstigen sollen, hilft mir die Weinrebe, die mir zustehende Autorität aufbauend und für alle fördernd einzusetzen.

Walnuss (Walnut 33): Bei einem bevorstehenden Durchbruch, beim «Hindurchgehen» durch Situationen des Lebens, die uns alle erwarten oder schon geschenkt wurden (Geburt, Pubertät, Lebenskrisen, Alter, Sterben), hilft die Walnuss vorwärtszuschreiten, die alte Hülle abzustreifen, eine überholte Situation abzulegen. Sie schenkt in diesen Zeiten den nötigen Schutz.

Sumpfwasserfeder (Water Violet 34): Unnahbarkeit, Stolz und abweisendes Verhalten lassen mich vereinsamen. Ich fühle mich getrennt und fern von anderen Menschen. In unverhohlener Überlegenheit und Unantastbarkeit kann ich argumentieren und mich abgrenzen. Diese mich letztlich doch hindernde Grenze hilft die Sumpfwasserfeder abzubauen. Ich kann wieder teilen und mich mitteilen.

Weisse Kastanie (White Chestnut 35): Unaufhörlich tauchen Bilder und Situationen vor meinem geistigen Auge auf. Selbstgespräche und Dialoge, in denen ich Erlebtes verarbeite und für mich zurechtlege, beschäftigen mich. Die Weisse Kastanie bringt den «Gedankensturm» zum Stillstand und lässt Ruhe und Klarheit einkehren.

Waldtrespe (Wild Oat 36): Es sind gerade die vielseitig interessierten Menschen, die diese Hilfe nötig haben, wenn ihnen der Blick für das Wesentliche und im Vordergrund Liegende fehlt. Unzufriedenheit und fehlende Sinnhaftigkeit stellen sich ein. Die Waldtrespe verhilft zu Überblick und zu mehr Klarheit.

Heckenrose (Wild Rose 37): Teilnahmslos, apathisch und resigniert lasse ich mich durchs Leben treiben. Aller Lebensfreude bin ich verlustig gegangen. Gelangweilt, ausgelaugt und energielos lasse ich die Geschehnisse an mir vorüberziehen. Die Heckenrose schenkt mir wieder Freude und Teilnahme am Leben. Sie führt mich aus tiefer Depression ans Licht.

Gelbe Weide (Willow 38): Wer grollend und verbittert auf die herben Erfahrungen und Vorkommnisse des Lebens reagiert, statt die Verantwortung für diese so schicksalhaft anmutenden Ereignisse auf sich zu nehmen, braucht die Gelbe Weide. Sie hilft, aus dem negativen Kreis auszubrechen und die Lebendigkeit und das Interesse am Leben wiederzufinden.

«Wenn wir herausfinden wollen, welches Heilmittel für uns das richtige ist, so müssen wir uns zunächst über unseren Lebenszweck Klarheit verschaffen, uns fragen, was wir eigentlich erreichen wollen und auch die Schwierigkeiten verstehen, denen wir auf unserem Weg begegnen.»

Blütenessenzen und Astrologie

Das Orakel von Delphi weist uns auf unsere wichtigste Aufgabe hin: «Mensch erkenne Dich selbst.» Nun ist es aber im Auf und Ab des Lebens, in aller Hektik und aller Unruhe nicht einfach herauszufinden, wer wir eigentlich sind, was wir wollen und wohin wir gehen sollen. Wissen Sie über den Sinn Ihres Lebens Bescheid, und erkennen Sie in den Schwierigkeiten, die Ihnen begegnen, wohin der Weg führt?

Die Bedürfnisse

Im ersten Kapitel erwähnte ich bereits die menschlichen Bedürfnisse im Zusammenhang mit den Forderungen unserer Seele. Die Erfahrung zeigt, dass die Anweisungen unserer Seele durch unsere Bedürfnisse zum Ausdruck kommen. Diesen Wünschen, Neigungen und Abneigungen können wir auf zwei Arten begegnen: Entweder wir versuchen sie im Rahmen der gegebenen Möglichkeiten zu leben, oder wir unterdrücken die Bedürfnisse, deren Erfüllung uns nicht möglich ist oder nicht ermöglicht wird. Die menschlichen Bedürfnisse sind folgende:

- das Bedürfnis nach Durchsetzung und Selbstbehauptung
- das Bedürfnis nach Abgrenzung, Sicherheit und Genuss
- das Bedürfnis nach Kommunikation
- das Bedürfnis nach Geborgenheit, Zärtlichkeit und Wärme
- das Bedürfnis nach Selbständigkeit und Selbstverwirklichung
- das Bedürfnis, zu beobachten, wahrzunehmen und eine uns entsprechende Arbeit auszuführen
- das Bedürfnis nach Schönheit, Harmonie, Ausgewogenheit und Begegnung
- das Bedürfnis, eigene Vorstellungen und Pläne zu entwickeln und diese in einer Partnerschaft zu verwirklichen
- das Bedürfnis nach Expansion, Bildung und Weltanschauung
- das Bedürfnis nach Gerechtigkeit und Ordnung
- das Bedürfnis nach Freiheit und Unabhängigkeit
- das Bedürfnis, sein Bewusstsein zu erweitern und das Leben zu verstehen.

Jedes Bedürfnis beinhaltet auch stets eine Herausforderung zur Entwicklung und Vervollkommnung. In ihnen liegen unsere Lebensaufgaben. Dr. Bach führt uns diese Aufgaben sehr konkret in den zwölf Lektionen der

menschlichen Seele vor Augen. Unsere Wünsche, Neigungen und Abneigungen zeigen uns die Lektionen an, in denen wir uns zu vervollkommnen
haben.

Im Bedürfnis nach Durchsetzung können wir die Lektion oder Seelen-
tugend der Geduld lernen. Wenn wir nach Sicherheit und Abgrenzung
streben, erfahren wir, wie gross unser Vertrauen in uns selbst ist. Im
Kontakt mit den Mitmenschen gilt es, auch der eigenen inneren Stimme
Gehör zu schenken und Weisheit walten zu lassen. Das Verlangen nach
Zärtlichkeit und Geborgenheit darf nicht nur auf eine Person ausgerichtet
sein, sondern sollte in steter Anteilnahme für alle angestrebt werden. In all
unseren Interessen nach Selbständigkeit und Selbstverwirklichung sollte
die Wertschätzung und Toleranz den Mitmenschen gegenüber stets vorhanden sein. (Siehe auch die zwölf Lektionen des Lebens nach Dr. Bach,
Seite 38.)

Die Gesetze des Lebens

Alle unsere Anlagen, Talente und Energien sind uns geschenkt, um unsere
Bedürfnisse zu leben. Jeder Bedürfnisbefriedigung liegen Gesetzmässigkeiten zugrunde. Entsprechend dem Gesetz der Anziehung liegt uns stets das
Bedürfnis, welches wir besonders zu leben haben, auch am nächsten. Die
Gesetzmässigkeit des Ausgleichs führt uns durch die Polarität zur Mitte.
Was wir zu verdrängen suchen, meldet sich genau dann, wenn wir es am
wenigsten wollen. Das Gesetz von Ursache und Wirkung führt uns das,
was wir säten, als Ernte zu. Alles, was uns seelisch bewegt und Inhalt
unseres geistigen Lebens ist, formt sich auch äusserlich, wird materiell
sichtbar. Wenn wir etwas positiv oder negativ erleben, verstärkt sich die
Tendenz, das entsprechende Bedürfnis zu befriedigen oder zu unterdrük-
ken. Diesen grundlegenden Gesetzen muss nachgelebt werden. Beachten
wir sie nicht, zwingen uns die Folgen zur Beachtung und Einordnung. Was
wir säen, das müssen wir auch ernten. Wir sollten uns bemühen, diese
zwingenden Abläufe zu erkennen und zu verstehen. Genauso, wie Unwissenheit nicht vor den weltlichen Gesetzen schützt, so wird uns Unkenntnis
und Gleichgültigkeit auch nicht vor den Folgen innerer Gesetzmässigkeiten
verschonen. Bemühen wir uns im Leben, diesen Anforderungen zu entsprechen, können wir bewusst und erkennend unseren Weg ausrichten.
Versäumen wir es aber, auf dieser Ebene eine Ausrichtung oder Begradi-
gung vorzunehmen, wird uns Krankheit, Leid und Schmerz auffordern, dies
zu tun. Erinnern Sie sich der Aussage von Dr. Bach: «Krankheit ist weder
Grausamkeit noch Strafe, sondern einzig und allein ein Korrektiv...»

Alle unsere Triebe und Kräfte sind darauf ausgelegt, unsere Bedürfnisse zu
zeigen und zu leben. Es stellt sich immer noch die Frage, in welchem
Umfang und mit welchem Einsatz gerade Sie sich diesen Anforderungen
stellen müssen?

Die Astrologie

Hier kann eine ganzheitliche und psychologisch orientierte Astrologie weiterhelfen. In der Astrologie treten uns die erwähnten Bedürfnisse und die sie begleitenden Gesetze als Prinzipien entgegen. Mit dem Wort «Prinzip» wird das zuerst Dagewesene, das Ursprüngliche bezeichnet. Da dieses Ursprüngliche, allem Materiellen Vorausgehende nicht mit dem Wort allein zu erfassen ist, verwendet die Astrologie Symbole (Tierkreis, Planeten, Häuser usw.). Symbole sind Bilder, die aufs Wesentliche reduziert diesem Unaussprechbaren – diesem vielschichtigen Archetypischen, Urgründigen – am ehesten zu entsprechen vermögen. Die Astrologie bringt Ihnen die der Schöpfung zugrundel egenden Gesetzmässigkeiten näher. Die zwölf kosmischen Prinzipien stellen eine Einheit dar und symbolisieren die Ganzheit des Lebens. Mit der Astrologie wie auch mit den Blütenessenzen müssen Sie sich selbst auseinandersetzen, Sie müssen das, was für Sie wichtig ist, die Essenz, selber herausarbeiten. Es geht immer darum, das Prinzip zu erkennen und sich dieser Anforderung zu stellen. Bedenken Sie, dass Heilung ein Hereinnehmen und damit Ganz-Werden bedeutet.

Wenn Sie das Bedürfnis nach Durchsetzung und Selbstbehauptung verspüren und sich in der ersten Lektion «Ungeduld – Vergebung» (Seite 38) weiterentwickeln möchten, spricht der Astrologe vom Tierkreissymbol Widder, vom Marsprinzip und vom ersten Haus. Das Zeichen Stier, das Prinzip Venus und das zweite Haus entsprechen der zweiten Lektion «Zweifel – Verständnis», die Ihrem Drang nach Sicherheit, Abgrenzung und Genuss mehr Raum gibt. Den zwölf Lektionen des Lebens nach Dr. Bach liegen die gleichen archetypischen Persönlichkeitsstrukturen zugrunde, die auch in den zwölf Tierkreissymbolen (Widder, Stier, Zwillinge, Krebs usw.) der Astrologie beschrieben werden.

Dr. Bach selbst schreibt dazu: «Grundsätzlich gibt es zwölf ursprüngliche Persönlichkeitstypen und von jedem einen positiven und einen negativen Aspekt. Diese Persönlichkeitstypen zeigt uns der Mond, je nachdem, in welchem Zeichen des Tierkreises er sich zur Stunde der Geburt aufhielt. So gelangen wir zu folgenden Stichpunkten: 1. der Persönlichkeitstyp, 2. sein Ziel und seine Arbeit im Leben, 3. das Heilmittel, das ihn bei dieser Arbeit unterstützen wird.

Das Geheimnis des Lebens besteht darin, unserer Persönlichkeit treu zu sein und Einmischungen von aussen nicht zu dulden. Unsere Persönlichkeit erkennen wir aus der Stellung des Mondes bei unserer Geburt, die Gefahren der Einmischung finden wir in den Planeten. Aber die Astrologen heben die Planeten zu sehr hervor, wenn wir bei unserer Persönlichkeit bleiben, uns selbst treu sind, dann brauchen wir uns nicht vor planetarischen oder äusseren Einflüssen zu fürchten. Die Heilmittel helfen uns, zu unserer Persönlichkeit zu stehen.» (Epsom, 1933)

Die Astrologie in ihrer ganzheitlich und psychologisch orientierten Form ist eine tiefschürfende und weitreichende Disziplin, die eine grosse Hilfe sein kann. Bei meiner beratenden Tätigkeit setze ich gerne astrologisches Wissen ein. Allein schon die Kenntnis Ihres Tierkreissymbols hilft, die Aufmerksamkeit auf das zu lenken, was Ihnen entspricht. Es ist nicht zufällig, in welchem Symbol Sie geboren wurden, auch wenn Sie die Beschreibung dieses Zeichens nicht allzusehr ansprechen sollte. In einer weiteren, ganzheitlichen Beratung bestätigen sich die ins Auge gefassten Bereiche. Die Sonne symbolisiert die grosse Leitlinie, nach der wir leben und uns erhalten. Sie zeigt den Rahmen unserer Selbstverwirklichung an, in den alle unsere Lebensäusserungen eingeordnet sind. Je mehr wir uns dieser Leitlinie anzunähern vermögen, um so mehr Kraft und Energie fliesst uns zu.

Dr. Bach weist auf die Bedeutung des Mondes hin. Der Mond repräsentiert unsere Gefühlseigenschaften und die ihnen entspringenden Bedürfnisse. Er entspricht den unbewussten Quellen, aus denen wir das eine bevorzugen und das andere ablehnen, uns in einer Situation wohlfühlen und eine andere meiden.

Die zwei Planeten Sonne und Mond vermögen schon viel zu vermitteln und auszusagen, wenn der Mensch hellhörig auf diese Hinweise eingehen kann. Aufgrund des Tierkreiszeichens und des Mondstandes können wir eine Anzahl Blütenessenzen in eine engere Wahl nehmen. Sehr oft bestätigt sich diese Auswahl im Verlauf des weiteren Gesprächs. Denn keine unserer Krankheiten ist zufällig. Sie hat immer ihre Basis in unserer inneren Struktur. Und so wie die Bach-Blütenmittel bestimmten seelischen Eigenschaften entsprechen, so können Sie anhand astrologischer Erkenntnisse die Blütenessenz finden, die im Augenblick für Sie wichtig ist.

Die zwölf Grundmittel und die zwölf Tierkreissymbole

Impatiens: Das Grundmittel Impatiens (Drüsentragendes Springkraut) passt zu ungeduldigen und unruhigen Menschen, denen es nie zu schnell gehen kann. Sie kritisieren gerne, sind reizbar, impulsiv, ungestüm und sehr aktiv. In der Astrologie finden wir diese Wesensart oft beim Widder.

Gentian passt zu leicht entmutigten, von Zweifeln geplagten und über einen Mangel an Vertrauen klagenden Menschen. Skepsis und Enttäuschung machen sich beim Gentian-Typ schnell breit. Sein melancholisches Erdverhaftetsein macht ihn depressionsanfällig. Astrologisches Sonnenzeichen: Stier.

Cerato ist angezeigt bei Menschen, die an ihren Fähigkeiten zweifeln, willensschwach sind und nicht den Mut haben, zu ihrer Überzeugung zu stehen. Ihr Wesen ist wechselhaft, ablenkbar und oberflächlich. Sie sind sehr kontaktfreudig, lebhaft und redselig. In der Astrologie ist dieses Verhalten oft bei zwillingsgeprägten Menschen zu beobachten.

Clematis passt bei Menschen, die Träumer, vergesslich, unkonzentriert, mit wenig Vitalität sind. Es sind ruhige Menschen mit wenig Interesse an der Gegenwart, oft in Phantasien versunken, unrealistisch und romantisch. Sie sind empfindlich, leicht gekränkt und nachtragend. Krebsgeborene weisen gerne ähnliche Züge auf.

Vervain ist das Grundmittel für alle energischen, angespannten, streitlustigen und leidenschaftlichen Menschen. Diese Menschen haben feste Ansichten, die sie selten ändern, dafür andere um so mehr davon überzeugen wollen. Vervain-Menschen können sich bis zur Erschöpfung überfordern. Der Löwe-Mensch entspricht diesem Typ.

Centaury eignet sich für Menschen, die schüchtern, ruhig, gütig, sanft und konventionell sind. Sie sind oft übertrieben reinlich und pedantisch auf Ordnung bedacht. Sie sind sehr hilfsbereit und fügsam, können meistens nicht nein sagen und möchten gerne gefallen. Viele Jungfraugeborene tragen ähnliche Züge.

Scleranthus-Menschen können sich schwer entscheiden, sind wechselhaft, unentschlossen, unkonzentriert, zögernd, labil und häufig unzuverlässig, Ihre Meinung und Stimmung kann von einem Moment zum andern wechseln. Dies entspricht den Bedürfnissen der Waage, die stets auf Ausgleich und Harmonie bedacht ist.

Chicory ist das Grundmittel für Menschen, die allzu besitzergreifend und bemutternd handeln. Sie wollen ihre Lieben stets in der Nähe haben, um deren Aktivitäten beeinflussen und lenken zu können. Sie mischen sich gerne ein und kritisieren übermässig. Ihr inneres Wesen ist oft zerstritten und widersprüchlich. Ähnliche Züge prägen auch den Skorpiongeborenen.

Agrimony ist dort angezeigt, wo die persönlichen Sorgen und Nöte mit Sorglosigkeit und Fröhlichkeit überdeckt werden. Meinungsverschiedenheiten und Streitigkeiten gehen diese Menschen gerne aus dem Weg und versuchen oft mit «Stimmungshebern» (Alkohol, Drogen) die Leichtigkeit zu gewinnen, mit der sie ihre Bürde des Lebens tragen können. Oft ist dieses Mittel bei Schützegeborenen nötig.

Mimulus ist das richtige Mittel bei Furcht vor konkreten, weltlichen Dingen: Angst vor Krankheit, Schmerz, Unfall, Armut, Dunkelheit, Alleinsein, Unglück. Sehr oft leidet der im Zeichen des Steinbocks Geborene unter solchen Befürchtungen, die er aber selten ausspricht und über die er kaum offen klagt.

Water Violet entspricht Menschen, die gerne allein sind. Meist sind es sehr unabhängige, eigenwillige, fähige und selbstsichere Personen. Eine Schwingung von Überlegenheit, Selbstgefälligkeit oder gar Stolz kann sie umgeben, was wiederum Steifheit und Einsamkeit bewirken kann. Im Zeichen des Wassermanns Geborene sollten auf dieses Grundmittel achten.

Rock Rose hilft in allen Situationen, die Furcht oder Schrecken auslösen: Unglücksfälle, plötzliche Krankheit, Alpträume, starke emotionale Brüche und Geschehnisse. Der im Zeichen der Fische Geborene ist tief empfindend, leicht verletzlich und steht oft sprach- und wehrlos einer solchen Situation gegenüber. Für ihn empfiehlt sich diese Blütenessenz.

Die Zuordnung der von Dr. Bach als die zwölf Heiler bezeichneten Mittel zu den ihnen entsprechenden Tierkreiszeichen kann dazu verleiten, sie unüberlegt und stur anzuwenden. Diese Zuordnung soll Ihnen jedoch lediglich helfen, Ihre Bedürfnisse über den Weg der Astrologie zu erkennen und die in Frage kommenden Blütenessenzen in eine nähere Auswahl zu nehmen.

Die aufgrund des Tierkreissymbols in einem ersten Schritt in eine engere Wahl genommene Blütenessenz lässt sich in der weiteren Auseinandersetzung bestätigen oder korrigieren. Tasten Sie sich in der vom Tierkreis und von der Blüte gewiesenen Richtung weiter. Oft zeigt sich im einfühlsamen Gespräch, wie nahe wir der wesentlichen, oft unbewussten Seelenebene dieses Menschen kommen. Dabei geht es nicht so sehr darum, aufzudecken und auszulegen als vielmehr einfühlend zu verstehen und die helfende Blütenschwingung zu verabreichen.

Peter Damian beschreibt in «Astrologie und Bach-Blütentherapie» eine erweiterte Methode. Er bezieht die Sonne, den Aszendenten, den Mond, den Merkur und den Saturn in sein System zur Auffindung der helfenden Blütenessenzen ein. Seine Methode ist umfassender und verlangt etwas mehr astrologisches Grundwissen.

Die Bach-Blüten, die auf astrologischer Basis und unter Einbezug astrologischer Erkenntnisse gewählt werden, stellen eine persönliche Kombination dar. Die Blütenmittel entsprechen dem Charakter beziehungsweise der Lebensaufgabe des betreffenden Menschen. So ein Mittel wird als Typenmittel betrachtet und sollte längerfristig eingenommen werden.

Bei der Zuordnung der von Dr. Bach als Grund- oder Typenmittel bezeichneten Essenzen zu den Tierkreissymbolen ist zu beachten, dass die astrologischen Prinzipien in vielfältigster Art und Weise miteinander verflochten sind. Die Persönlichkeit eines Menschen ist ein Ausdruck dieser komplexen Zusammenhänge. Die Bach-Blütentherapie als ganzheitliche und individuelle Heilmethode und die Astrologie in ganzheitlicher und harmonischer Sicht ergänzen sich und helfen Ihnen weiter. Die Astrologie und die Bach-

Blütentherapie suchen den Weg nach innen und stellen die Selbstentwicklung des Menschen in den Vordergrund.

Wer erfolgreich mit den Bach-Blütenessenzen arbeiten will, muss sich selbst zuerst kennenlernen. Diese Arbeit der Selbstentwicklung ist ein wesentlicher Teil des Fortschritts und der Heilung. Dr. Bach betont: «Immer leitet die Arbeit mit den Blütenessenzen einen intensiven Prozess der Selbstbegegnung ein.»

Die Selbsterkenntnis steht also im Mittelpunkt jeder Blütenessenzentherapie. Selbsterkenntnis ist es, die echte Heilung herbeiführt. Unserer Mängel, aber auch unserer Begabungen müssen wir uns bewusst werden, um seelisch voranzuschreiten.

Tierkreis-Symbol	Typenmittel	Weitere Blütenessenzen, die in die engere Wahl zu nehmen sind
Widder 21. 3.–20. 4.	Impatiens Nr. 18	Chestnut Bud 7, Holly 15, Vervain 31, Heather 14
Stier 21. 4.–20. 5.	Gentian Nr. 12	Chicory 8, Red Chestnut 25, Holly 15, Wild Rose 37
Zwillinge 21. 5.–21. 6.	Cerato Nr. 5	Sclerantus 28, Elm 11, Hornbeam 17, Larch 19, White Chestnut 35
Krebs 22. 6.–22. 7.	Clematis Nr. 9	Agrimony 1, Aspen 2, Honeysuckle 16, Star of Bethlehem 29
Löwe 23. 7.–22. 8.	Vervain Nr. 31	Vine 32, Olive 23, Beech 3, Holly 15, Water Violet 34
Jungfrau 23. 8.–22. 9.	Centaury Nr. 4	Crab Apple 10, White Chestnut 35, Larch 19, Pine 24, Gentian 12, Gorse 13
Waage 23. 9.–22. 10.	Sclerantus Nr. 28	Walnut 33, White Chestnut 35, Centaury 4, Heather 14
Skorpion 23. 10.–21. 11.	Chicory Nr. 8	Holly 15, Cherry Plum 6, Rock Water 27, Oak 22, Mustard 21, Pine 24
Schütze 22. 11.–20. 12.	Agrimony Nr.1	Sweet Chestnut 30, Beech 3, Elm 11, Vervain 31
Steinbock 21. 12.–19. 1.	Mimulus Nr. 20	Oak 22, Beech 3, Honeysuckle 16, Mustard 21, Pine 24
Wassermann 20. 1.–20. 2.	Water Violet Nr. 34	Sclerantus 28, Wild Oat 36, Impatiens 18, Chestnut Bud 7
Fische 19. 2.–20. 3.	Rock Rose Nr. 26	Centaury 4, Aspen 2, Wild Rose 37, Honeysuckle 16

Mondrhythmus und Blütenessenzen

Der richtige Zeitpunkt ist entscheidend, wenn wir unsere Fähigkeiten gezielt einsetzen wollen und unsere Anstrengungen fruchtbar und nutzbringend sein sollen. Die Gesetze und Regeln, die in der Natur herrschen, äussern sich unter anderem im Rhythmus des Mondstands mit seinem immer wiederkehrenden Einfluss als einer Art Uhrzeiger. Es gilt, den Vollmond und den Neumond, den zunehmenden und den abnehmenden Mond, den auf- und den absteigenden Mond sowie den Stand des Mondes in den Tierkreissymbolen zu beachten. In den beiden Büchern von Johanna Paungger steht Ihnen dieses Wissen zur Verfügung. Ich möchte, mich an ihre Aufzeichnungen anlehnend, meine Erfahrungen mit der Einnahme und Wirkungsweise der Blütenessenzen in Zusammenhang mit dem Mondstand aufzeigen. Dabei schenke ich vor allem dem seelischen, feinstofflichen Geschehen Beachtung.

Der **zunehmende Mond** ist die Zeit des Aufnehmens und Zuführens, des Regenerierens und Neuinformierens. Alles, dem wir in dieser Zeit auf der seelischen und geistigen Ebene Einlass gewähren, findet leichte Aufnahme und prägt uns tiefgehender als in der Zeit des abnehmenden Mondes. Es ist wichtig, in dieser Zeit, in der wir seelisch aufnahmefähiger, aber auch einfühlsamer und verletzlicher sind, die Botschaften, die in so grosser Vielfalt auf uns einstürmen, besser zu beobachten. Für uns stimmige Informationen und Energien sollten bewusster aufgenommen, uns belastende und bedrückende Schwingungen klarer abgewiesen werden. Das heisst, Essenzen und Elixiere sind in diesen Tagen wirkungsvoller und können tiefer und grundlegender ihre ordnenden Informationen übermitteln.

Am **Vollmondtag** sollten wir besonders aufpassen, da uns Botschaften, Meldungen, Ereignisse sehr stark berühren und in uns heftige Reaktionen auslösen können. Es gilt, an einem solchen Tag seinen seelischen Stimmungen Beachtung zu schenken und mit Umsicht sein Lebensschiffchen zu lenken. Schenken Sie an diesem Tag wie auch an den vorhergehenden Tagen des zunehmenden Mondes Ihrer Psychohygiene grössere Aufmerksamkeit. Meiden Sie die negativen, destruktiven Meldungen aus Presse und Fernsehen. Wer sich in Gefahr begibt, kommt in ihr um, besagt ein Sprichwort. Sie wissen selbst, wie an Vollmondtagen Gefühle sich Bahn brechen, Geburten sich häufen und auch gewaltsame Ereignisse wie Unfälle, Gewalttaten und Verbrechen zunehmen.

Bei **abnehmendem Mond** sind wir einsatzbereiter und aktiver auf der körperlichen Ebene, und ein Eingreifen ins «Steuerprogramm» fällt schwerer, vergleichbar einem Wagen, der in Fahrt ist und nicht so schnell gebremst oder zur Richtungsänderung gezwungen werden kann. In diesen Tagen lösen wir uns – in Schwung gekommen – leichter von Gewohnheiten und uns bedrückenden Zuständen, was aber nicht heisst, dass die Sache dadurch aufgearbeitet ist und abgelegt werden kann. In den Tagen des abnehmenden Mondes zeigt es sich, wie gut die Neuorientierung und wie solid die steuernden und ausrichtenden Informationen in uns Fuss gefasst haben. In diesen Tagen sind vor allem reinigende Blütenessenzen wie der Holzapfel 10, Verhärtungen und Grenzen lösende Essenzen wie der Milchstern 29 und die Kirschpflaume 6 einzusetzen. Alle entgiftender und reinigenden Heilmittel homöopathischer und energetischer Art zeigen beste Wirkung.

Am **Neumondtag** sollten Sie sich ganz speziell die Zeit nehmen Ihre Lebensgewohnheiten zu überprüfen und all das, was Sie verändern wollen, ins Auge zu fassen. An diesem Tag schalten Sie um auf die Zeit des zunehmenden Mondes, Sie sind in den folgenden zwei Wochen tiefer und dauerhafter bereit, Neuorientierungen vorzunehmen. Die Fähigkeit zur Erkenntnis, eigene Handlungsweisen zu überblicken, ist grösser. Ihnen nicht entsprechende Verhaltensmuster werden leichter erkannt, und die Bereitschaft zur Veränderung ist gegeben. Sie reagieren mit Gelassenheit auf «Verluste» und können liebgewonnene, aber doch hinderliche Gewohnheiten ablegen.

Mondrhythmus und Tierkreissymbole

Der Mond durchläuft in einem Monat die astrologischen Symbole des Tierkreises, die Sonne braucht dazu ein ganzes Jahr. Diese Symbole deuten noch feiner und weiter abgestuft darauf hin, wie der Stand des Mondes sich auf uns auswirkt. Bei seinem 28tägigen Umlauf um die Erde hält sich der Mond etwa während je zweieinhalb Tagen im gleichen Tierkreissymbol auf.
Wenn Sie den Lauf des Mondes in den Tierkreissymbolen beachten, können Sie sich auf einfache Weise mit Blütenessenzen reharmonisieren. Bei zunehmendem Mond verwenden Sie die dem Tierkreissymbol, in dem er sich gerade befindet, entsprechende Essenz. Steht er zum Beispiel im Zeichen des Widders, können Sie das Springkraut 18 einsetzen Dazu geben Sie zwei Tropfen aus der Stock-bottle in ein Glas Wasser und trinken über den Tag verteilt ab und zu einen Schluck davon (Wasserglasmethode).
Es geht dabei nicht darum, die an diesen Tagen vermehrt auftretende Ungeduld und Rastlosigkeit beiseitezuschieben, sondern sich mit der Blütenessenzeninformation zu versehen, damit Sie mit der anstehenden «Lektion» besser umgehen können. Die vom Mond aufgezeigte gefühlvolle, weibliche Seite (Yin) in Ihnen soll gleichberechtigt neben der aktiven männlichen Sonnenseite (Yang) stehen dürfen.

An den Tagen, in denen der Mond im Zeichen des Widders steht, können wir uns schneller für oder gegen eine Sache entscheiden. Wir gehen in diesen Tagen die Probleme direkter an. Wir sind strebsamer und entschlossener, ein nochmaliges Überdenken und eventuell nötige Geduld fallen uns schwerer. Es empfiehlt sich, in diesen Tagen das Springkraut 18 einzusetzen, um die Lektion der Duldsamkeit zu bestehen.

Der Mond steht im Stier, und Sie merken, wie Sie realistischer denken und beharrlicher arbeiten. Sie sind in diesen Tagen mehr auf Abgrenzung und Sicherheit bedacht. Ihre Reaktionsfähigkeit lässt nach. Wenn Sie der Blick auf materielle Werte in trügerischer Sicherheit wiegt oder die Erkenntnis, dass es letztlich keine Sicherheit gibt, Sie entmutigt, gilt es, die Lektion des Vertrauens zu bestehen. Der Herbstenzian 12 schenkt Ihnen die Zuversicht, die es zu erhalten und nicht zu vergessen gilt.

Wenn das Symbol des Zwillings im Mond steht, ist Ihr Geist regsamer. Ihre Gedanken kreisen und bewegen sich weitschweifig und sprunghaft. Äussere Einflüsse bringen Sie schnell vom Kurs oder von einer begonnenen Arbeit ab. Der gezielte Kräfteeinsatz, alles, was Konzentration benötigt, fällt schwerer. In aller Kommunikationsfreude gilt es, die eigene innere Stimme nicht zu verlieren und weise dem Herzen zu folgen. In diesen Tagen, wo die Ausrichtung auf die eigenen Ziele schwerfällt und von zu vielen Gedanken blockiert ist, hilft die Blütenessenz Bleiwurz 5, der inneren Stimme Gehör zu schenken.

Steht der Mond im Wasserzeichen Krebs, sind Sie sich besser Ihrer tiefen Gefühle zu Menschen und Situationen bewusst. Sie hören auf die Stimme des Herzens, der Liebe und kommen gerade dadurch in die Klemme. Sollen Sie nun mehr Ihren Gefühlen Raum geben oder den vernunftbetonten und rationalen Anforderungen der Umwelt entsprechen? In diesem Dilemma wenden Sie sich Ihrem Innern zu und werden nach aussen eher abweisend und unfreundlich. Mit der Schwingung der Waldrebe 9 wird es Ihnen gelingen, Geborgenheit und Liebe in sich zu finden und trotzdem allen Mitmenschen offen und teilnehmend zu begegnen.

An den Tagen, in denen der Mond im Löwen steht, reagieren Sie wiederum entschlossener und wagemutiger auf die Anforderungen der Umwelt. Sie fassen sich ein Herz und überwinden Grenzen und Hindernisse. Eine gewisse Freude am Risiko und eine sonst nicht gekannte Grossmütigkeit ergreift von Ihnen Besitz. Sie können ohne das Bedürfnis nach Vergeltung eine Beleidigung wegstecken. An diesen Tagen werden oft teurere und ansehnlichere Geschenke oder Anschaffungen getätigt. Aber es gilt, Schwärmerei und mangelnden Realismus zu erkennen und mit den Füssen auf dem Boden zu bleiben. Auch die Tendenz, eigene Vorstellungen und Überzeugungen fanatisch in den Vordergrund zu rücken, hilft die Blütenessenz des Eisenkrauts 31 in Toleranz und Verständnis umzugestalten.

Wenn der Mond in der Jungfrau steht, bemerken Sie mit Erstaunen, wie kleinlich und pedantisch Sie reagieren können. Alles wird kritisch geprüft und erst noch in alle Einzelteile zerlegt, damit Sie es einordnen können. Das Leben lässt sich nicht einordnen, noch «vernünftig» erklären. Das Geistige lässt sich nicht der Materie unterstellen, um über diese Hintertüre eine nie zu erwirkende vollkommene Sicherheit zu erreichen. Um die Kraft, die Sie sehr wohl in sich fühlen, wieder fliessen zu lassen und sich dem Lebensfluss anzuvertrauen, können Sie die Blütenessenz Tausendgüldenkraut 4 einsetzen.

Steht der Mond in der Waage, erwacht in Ihnen das Bedürfnis nach Ausgewogenheit und Gleichmass. Schönheit und Ästhetik sprechen Sie vermehrt an. Sie versuchen, taktvoll und feinfühlig Lösungen zu finden. Dieses Pendeln, dieses Suchen nach der Mitte macht Sie aber auch unentschlossener. An diesen Tagen fallen Ihnen beide Pole, beide Gegensätze einer Sache auf. Sie versuchen, die Kirche im Dorf zu behalten, wie der Volksmund sagt. Diese Unsicherheit wird durch die Blütenessenz des Einjährigen Knäuels 28 in Standhaftigkeit und Harmonie verwandelt.

Es heisst, dass Sie, wenn der Mond im Skorpion steht, Gelegenheiten erkennen und den Wert des Augenblicks zu schätzen wissen. In diesen Tagen sind die Gefühle in ihrer Tiefe wieder erfahrbar und wollen, wie Sie fühlen, ins Leben einbezogen werden. Zufälliges ist schwer anzunehmen, und Sie versuchen, die Hintergründe des Geschehens aufzudecken. Bohrend und forschend bleiben Sie in Ihren Gefühlen stecken. Es gilt gerade in diesen Tagen, noch mehr als im Zeichen des Krebses, die Lektion der Liebe zu lernen. Die Essenz der Wegwarte 8 hilft Ihnen zu erkennen, dass die Liebe ein Geschehen ist, dem Sie offen, vertrauend und vor allem loslassend begegnen müssen.

Wenn der Mond im Feuerzeichen Schütze auftaucht, gewinnt die Zukunft für Sie an Gewicht. Mit grossen Taten und weitem Überblick will die Welt an diesen Tagen von Ihnen gestaltet werden. Es zieht Sie unter die Leute, Sie wollen mitmachen. Sie übersehen grosszügig die Kleinigkeiten des Lebens und lassen sich vom Äusseren beeindrucken. Wie im Zeichen des Löwen fragen Sie sich, wie Sie auf grossspurige Worte und geschliffene Versprechen hören konnten oder gar darauf hereingefallen sind. Eine eigenartige Unruhe und Qual hat sich Ihrer bemächtigt auf diesen Irrwegen des «Grössenwahns». Es gilt, die Stille zu suchen und den Frieden wiederzufinden. Die Blütenessenz Odermennig 1 schenkt Ihnen den nötigen Ausgleich und führt Sie zur Gelassenheit.

Steht der Mond im Steinbock, ist es oft leichter, klar, ernst und geradlinig zu denken und sich in dieser Art den Problemen zu stellen. Strebend bemühen Sie sich, Höhe und Ausblick zu gewinnen. Nicht wie in den Stiertagen stures, auf den eigenen Vorteil und Genuss bedachtes Verhalten, sondern Würde und Wert werden angestrebt. Ordnung will eingehalten werden, und Gerechtigkeit soll walten. Deutlich und klar erkennen Sie aber auch, wie viele Hindernisse diesem Ideal im Wege stehen. Die sich tief innen regende Angst kann durch die Essenz der Gauklerblume 20 ausgeglichen und in Zuversicht und Mut gewandelt werden.

Steht der Mond im Luftzeichen des Wassermanns, ist Ihr Geist wieder rege wie im Zeichen der Zwillinge und schlägt gar Purzelbäume. Intuitive Gedanken steigen auf und werden pionierhaft auf die Fahne geschrieben. Selbst fremdes Gedankengut findet Einlass und wird begeistert vertreten. Sie können für eine nicht von Ihnen stammende Idee Partei ergreifen und wundern sich später, wie Sie sich überhaupt so dafür einsetzen konnten. Freiheitsdrang und Abwechslung dominieren, und Fesseln werden nicht geduldet. In Gedanken zumindest sind Sie zu allen «Sprüngen» bereit. Eine leise Trauer und Wehmut beschleicht Sie und zeigt Ihnen, dass die Bäume nicht in den Himmel wachsen. Oft erkennen Sie gerade an diesen Tagen Ihr grosses Potential und meinen es nicht mehr auszuhalten am Ort, wo Sie zurzeit stehen. Diesem Drang nach Unabhängigkeit wird mit der Information der Sumpfwasserfeder 34 konstruktiv begegnet, und in freudiger, gelassener Haltung erwarten Sie das Kommende.

Steht der Mond im Zeichen der Fische, haben Sie das Bedürfnis, Ihr Bewusstsein zu erweitern. In diesen Tagen sind Sie Seele und Geist ansprechenden Heilswegen offener. In phantasievollen Vorstellungen entschweben Sie und wollen keine realen Entscheidungen fällen. Grobe, ruppige Äusserungen und Verhaltensweisen der Umwelt stören jetzt sehr. Ein trostloser Hintergrund, ein Weltgeschehen, in dem Tod, Krieg und Gewalt herrschen, wirkt beängstigend, ja schockierend auf Sie. Die ausgleichende, besänftigende und Mut schenkende Schwingung des Sonnenröschens 26 schützt und hilft weiter.

Ich möchte nochmals darauf hinweisen, die Blütenessenzen nehmen Ihnen die täglichen Probleme nicht ab und erlauben Ihnen auch nicht, einfach auf eine Seite auszuweichen, indem Sie den ungelebten Anteil beiseite schieben. Die ausgleichende, reharmonisierende Botschaft einer Blütenessenz verhilft Ihnen, die Mitte und jene Kraft und Hilfen zu finden, die in Ihnen liegen und nie im Äusseren zu finden sind. Alles Äussere ist nur Anregung, in unser Innerstes vorzudringen und offener zu werden.

Blütenessenzen und -elixiere helfen mit ihren ordnenden Informationen bei der Neuorientierung. Ihre Botschaft lässt uns zielgerichteter aufbauen und vorwärtsschreiten. Die Erfahrung zeigt, dass Blütenessenzen, im zunehmenden Mond eingenommen, wirksamer sind. Zwei Tropfen aus der Stock-bottle werden in ein Glas Wasser gegeben und dieses Wasser schluckweise über den Tag verteilt eingenommen.

Selbstverständlich stehen Ihnen nicht nur die zwölf hier beschriebenen Typen- oder Grundmittel der Bach-Blütentherapie zur Verfügung. Es empfiehlt sich aber, wie hier dargestellt, eine bewusste Orientierung und

Ausrichtung im Leben anzustreben und mit diesen Informationen zu beginnen. Die daraus resultierenden Erfahrungen helfen Ihnen bei weiteren Blütenessenzen und -elixieren, die Ihnen entsprechenden Botschaften besser zu erkennen und einzusetzen.

Zur Vertiefung dieser Thematik möchte ich Ihnen das Buch «Aus eigener Kraft» von Johanna Paungger und Thomas Poppe wärmstens empfehlen. Sie finden darin auch die Tabelle, die Ihnen über die verschiedenen Mondstände im Verlauf eines Jahres Auskunft gibt. Solche Mondstandtabellen finden Sie aber auch in verschiedenen Kalendern, die den Mondstand zum Beispiel für den Ackerbau nutzbar machen.

Biorhythmus und Blütenessenzen

Eine weitere interessante Weise, Blütenessenzen einzusetzen, besteht darin, uns entsprechend unserem Lebensrhythmus in schwierigen Phasen mit der ordnenden Information der Blütenessenzen zu stützen. Als Bio- oder Lebensrhythmus bezeichnen wir den Rhythmus, der in unserem Leben waltet, der uns Höhen und Tiefen fühlen lässt. Im Menschen als Ganzheit von Körper, Seele und Geist sind drei Rhythmen von unterschiedlicher Zeitdauer zu beobachten:

- die (physische) Körperkurve mit einem 23-Tage-Rhythmus,
- die (psychische) Seelenkurve mit einem 28-Tage-Rhythmus und
- die (intellektuelle) Geistkurve mit einem 33-Tage-Rhythmus.

Die Körperkurve zeigt unsere körperliche Leistungsfähigkeit auf. Die Seelenkurve gibt Aufschluss über die seelische Gestimmtheit und die Geistkurve über unsere intellektuellen und schöpferischen Phasen. Der Biologe und Arzt Dr. Wilhelm Fliess zeichnete diese drei Wellen in einem Rhythmogramm auf, dem Biorhythmus.

Diese Rhythmen verlaufen in einer Hälfte des Zyklus über einer gedachten Mittellinie, in der anderen Hälfte unter dieser Linie. Verläuft die Kurve über der Mittellinie, können wir auf eine aktive, nach aussen gerichtete Haltung, Leistung oder Stimmung schliessen. Die unter der Mittellinie verlaufende Phase deutet auf eine eher passive, aufnehmende und abwartende Haltung hin. Dem Wechsel einer Welle von der aktiven in die passive Phase oder umgekehrt ist besondere Beachtung zu schenken. Bei diesen Schnittpunkten mit der Mittellinie sind wir oft nicht im inneren Gleichgewicht und sehr anfällig auf äussere Einflüsse.

Nicht so sehr der Kampf und die Durchsetzungskraft, sondern vielmehr das geschickte Verhalten, Mitgehen und Fliessen im Fluss des Lebens führt Sie zum Erfolg. Der Biorhythmus ist eine Hilfe, die im Sinne von Warn- oder Hinweiszeichen einzusetzen ist. Ein Schild «Achtung Schleudergefahr» im Strassenverkehr veranlasst Sie, vom Gaspedal zu gehen und Ihre

Fahrweise den Verhältnissen anzupassen. Genauso können Ihnen Ihre Lebensrhythmen Hinweise geben, wann Sie sich im Leben eher aktiv und sich durchsetzend, wann eher passiv, abwartend verhalten sollen.

Der Biorhythmus ist vor allem für feinfühlende und empfindsame Menschen eine wertvolle Hilfe. Es steht Ihnen frei, diese Hilfe, dieses «Werkzeug» richtig und nutzbringend einzusetzen oder darin nur eine Einschränkung und Behinderung zu sehen. Der Biorhythmus garantiert nicht den Erfolg, verkündet aber auch nicht den Misserfolg.

Der Biorhythmus hilft Ihnen, sich den Gesetzmässigkeiten Ihres Lebens und damit den individuellen, persönlichen Erfordernissen entsprechend zu verhalten. Er gibt Hinweise, wann disharmonische Zustände bei Ihnen vermehrt auftreten. Gesundheitsvorsorge heisst, sich auf diese Tage einzustellen und diese Schwingungen in der richtigen Haltung zu akzeptieren und zu harmonisieren. Diese lebensrhythmischen Gesetze helfen Ihnen, die für Sie besonders hilfreichen Blütenessenzen herauszufinden.

Essenzen für die verschiedenen Phasen des Biorhythmus

An den Tagen, an denen sich die Wellen mit der Mittellinie schneiden, sind Sie besonders labil, anfällig und schutzbedürftig. Zu diesen Zeitpunkten sind Blütenessenzen einzusetzen, die zu mehr Sicherheit und Ausgewogenheit verhelfen. Diese Blütenkombinationen sollten einen Tag vor dem Schnittpunkt bis einen Tag nach dem Schnittpunkt eingenommen werden. Bei starker Unruhe und Unsicherheit darf die Blütenmischung stündlich angewendet werden. Folgende Blüten haben sich in dieser Phase bewährt:

- Für die Körperlinie sind es die Essenzen Hornbeam 17, Oak 22, Olive 23, Rock Rose 26.
- Für die Seelenlinie beachten Sie die Blütenessenzen Aspen 2, Elm 11, Gentian 12, Mimulus 20, Sclerantus 28, Star of Bethlehem 29.
- Für die Geistlinie können die Essenzen Centaury 4, Cerato 5, Larch 19 und Walnut 33 hilfreich sein.

Die individuelle Auswahl ist anhand der Blütenessenzen-Beschreibung vorzunehmen. Vergessen Sie nicht, auch Ihr persönliches Typenmittel in die engere Wahl zu nehmen. Verwenden Sie eher weniger als zu viele Essenzen. So können Sie besser feststellen, wie Sie auf eine Information reagieren und welche Essenz Sie an solchen Tagen wirklich benötigen.

In Hochphasen sollen Ihnen die gewählten Blütenschwingungen helfen, Ihre Kräfte nicht zu verschleudern und übermütig zu werden. In Hoch-, aber auch in Tiefphasen werden die ausgewählten Blütenessenzen während drei bis vier Tagen eingesetzt. Beim Aufstehen, vormittags, nachmittags und vor dem Einschlafen geben Sie jeweils vier Tropfen aus dem Anwenderfläschchen auf die Zunge. Grundsätzlich stehen in diesen Hochphasen des Körpers, der Seele oder des Geistes die Essenzen Cherry Plum 6, Chestnut Bud 7, Impatiens 18, Sclerantus 28 und Vervain 31 im Vordergrund.

- Im speziellen gilt es bei der Körperlinie den Blütenessenzen Rock Water 27 und Vervain 31 Beachtung zu schenken.
- Bei der Seelenlinie ist oft die Information des Holzapfels 10 und der Weinrebe 32 hilfreich.
- Bei der Geistlinie ist die Wegwarte 8, das Heidekraut 14 und die Sumpf-wasserfeder 34 dringend nötig.

In den Tiefphasen können Sie passende Blütenessenzenschwingungen stüt-zen, stärken und aufrichten. Die Einnahme der Blütenessenzenmischung geschieht auch hier über längere Zeit.

- Bei der Körperlinie beachten Sie die Essenzen Hornbeam 17, Olive 21 und Oak 22.
- Bei der Seelenlinie stützen Sie vor allem Elm 11, Gorse 13, Mustard 21, Star of Bethlehem 29, Sweet Chestnut 30, Walnut 33 und Wild Rose 37.
- Bei der Geistlinie nehmen Sie die Blütenessenzen Agrimony 1, Cen-taury 4, Gentian 12, Larch 19, Mimulus 20 und Sclerantus 28 in die engere Auswahl.

Auf diese Weise Blütenessenzen und Lebensrhythmen miteinander zu verbinden hilft vor allem, sich besser kennenzulernen und sensibler zu werden. Das Bemühen um die individuelle und persönliche Entwicklung in Ihrem Leben kann und soll mit dieser Hilfe weder verhindert noch Ihnen abgenommen werden. Wenn Sie beim Segeln das Segel optimal in den Wind bringen, kommen Sie gut voran, so können Sie auch die Lebensum-stände und Begebenheiten für Ihre persönliche Entwicklung nutzen. Und wenn der Wind einmal nicht weht, gilt es, diese Phase ebenfalls anzuneh-men und kreativ mit ihr umzugehen.

«Von grösstem Interesse ist die Wirkung des Wohlgeruchs auf den physischen und geistigen Zustand des Menschen. Die Wahrnehmungsfähigkeit wird klarer und schärfer, und es entsteht das Gefühl, dass man bis zu einem gewissen Grad die Ereignisse hinter sich lässt. Man sieht sie objektiver und deshalb eher in ihrer wahren Perspektive.»   Marguerite Maury, zitiert in: Tisserand, Aromatherapie

Blütenessenzen und Duftessenzen

«Von unseren fünf Sinnen ist der Geruchssinn sicher derjenige, der den besten Eindruck der Unsterblichkeit vermittelt.»   Salvador Dali

Die Welt der Gerüche und Düfte stellt wie das verlorene Paradies eine Ebene dar, auf die wir mit dem bewussten und ganzheitlichen Anwenden von duftenden Essenzen zurückfinden können. Düfte und Gerüche öffnen uns wieder unseren Empfindungen und Gefühlen. «Die Zeit scheint offensichtlich den Menschen zu seiner Nase und damit zu den Düften zu weisen», schreibt René Strassmann in seinem Buch «Duftheilkunde». Je mehr wir uns dem Licht zuwenden, je feinfühlender wir werden, um so mehr können wir uns wieder die Welt der Gerüche und Düfte erschliessen. Es ist eine Welt, die immer ein Teil von uns war und ist und nur durch unser Verhalten als getrennt und nicht zu uns gehörend empfunden wird. Das Heilen mit Düften, die Aromatherapie, ist nicht so sehr eine Therapie, als vielmehr ein Weg zu den Ebenen unseres Gemüts, unserer Seele.
Ebenso wie in der Bach-Blütentherapie ist es beim Heilen mit Duftessenzen wichtig, die Essenz, die Botschaft der Pflanze, zu verstehen. Duftende Essenzen beinhalten Informationen wie die nach der Sonnenmethode gewonnenen Blütenessenzen. Da wir die Düfte und Gerüche mit unserer Nase wahrnehmen können, empfinden wir diese Weise der Informationsvermittlung als realer und konkreter.
Sie kennen den Geruch verbrannter Milch. Allein der Gedanke an diesen Geruch lässt dieses Ereignis wieder aufleben, als ob es gerade stattgefunden hätte. Dieses Beispiel zeigt Ihnen drei wesentliche Eigenschaften von Gerüchen und Düften auf: Ein Geruch macht uns auf etwas aufmerksam, in unserem Beispiel auf die überlaufende Milch. Ein Duft ruft in uns Erinnerungen wach. Gefühle und Empfindungen verschmelzen mit dem sie begleitenden Duft zu einem sehr nachhaltigen Erlebnis, das uns mit jedem erneuten Riechen des Duftes wieder zur Verfügung steht (Duftgedächtnis). Gerüche und Düfte lösen körperliche Reaktionen aus. Ein von uns als angenehm empfundener Duft kann uns entspannen, den Pulsschlag verlangsamen und den Blutdruck senken.
Beim Duft stelle ich wie bei den Blütenessenzen nicht die materiellen, chemischen Wirkstoffe der Pflanze in den Vordergrund, sondern die Botschaft, die sie an uns richtet und auf die wir je nach individueller Gestimmtheit reagieren. Ich möchte Ihnen nicht nur helfen, Düfte bewusster wahrzunehmen, sondern auch Ihren Reaktionen auf diese Botschaften vermehrt

Beachtung zu schenken. Es gilt also, Ihre Empfindung zu deuten und die Information des Duftes bewusst einfliessen zu lassen. In dieser ganzheitlichen Weise helfen Ihnen Düfte im Leben weiter.

Heilen mit Düften

In der Duftheilkunde (Aromatherapie), dem Heilen mit Düften, werden reine, natürliche ätherische Essenzen zur Behandlung körperlicher und seelischer Zustände eingesetzt. Ätherische Öle oder Duftstoffessenzen werden eingeatmet, eingerieben und als Zusatz zu verschiedensten Cremen, Ölen, Bädern usw. verwendet. Ihre Wirkung entfaltet sich vor allem durch das Einatmen und durch das Eindringen in die Haut.

«Essenzen sind wie das Blut des Menschen. Sie sind nicht die ganze Pflanze, aber sie sind in sich vollständige organische Substanzen» (Tisserand). Die Essenz ist der im höchsten Masse ätherische und flüchtigste Teil der Pflanze. «Sie berührt mit ihrem Duft den ganzen Menschen und führt ihn einer Verwandlung zu» (Henglein). Die Therapie mit duftenden Essenzen ist eine Behandlungsmethode, bei der die Selbstheilungskräfte des Körpers angeregt und entfaltet werden. Die Essenzen lösen einen Reiz aus, auf den der Körper mit Eigenaktivität reagiert. Auf diesen spezifischen subtilen Reiz erfolgt eine Regulation, eine Reharmonisierung des Organismus. Die Behandlung mit aromatischen Essenzen verlangt ein individuelles Vorgehen. Der Mensch muss in seiner Ganzheit betrachtet und behandelt werden.

Ganzheitliche Duftheilkunde

Die duftenden Botschaften ganzheitlich zu erfassen gründet wie bei den Blütenessenzen auf der Erkenntnis, dass der Geist das Wesentliche der Schöpfung darstellt. Dieser Geist kann als Urkraft, als das Leben schlechthin, betrachtet werden. Diese Urkraft, diese Schwingung, zeigt sich uns abgestuft und damit fassbarer in den polaren Kräften, die wir als Yin und Yang, aber auch als Passiv und Aktiv, Weiblich und Männlich, Abstossend oder Anziehend erkennen. Diese Spannung, diese Polarität, ist für unsere Entwicklung und damit zur Bewusstwerdung dieser Energie in und um uns notwendig. Sichtbar und fühlbar wird die Urkraft, das Leben, erst in der Form der Elemente. Im Feuer tritt sie uns brennend, aktiv, verzehrend und läuternd entgegen. In der Luft erkennen wir den Wandel, das Unstete, aber auch das Neue, den «frischen Wind». Das Element Erde lässt sich fest, fassbar, formbar, passiv und sammelnd erleben. Im wässrigen Element lösen sich die Formen auf, werden wir einfühlend und abwartend. In den Elementen Feuer, Erde, Luft und Wasser wird die «Urenergie» mit unseren Sinnen konkret fassbar. Hier machen wir unsere Erfahrungen und lernen den Umgang mit diesen Kräften, die letztlich aus einer Kraft bestehen.

Bei feinstofflichen Mitteln wie Bach-Blüten, Duft- und Aromastoffen und homöopathisch oder spagyrisch aufbereiteten Arzneistoffen sprechen wir von Essenzen. Der Begriff «Essenz» wird auch hier – wie ich bereits eingehend bei den Blütenessenzen erwähnte – verwendet, um das Essentielle, das Wesentliche, das, was hinter der sichtbaren Form steht, zu benennen. Der Begriff «feinstofflich» deutet darauf hin, dass nicht nur die Ebene des Körpers, sondern auch die wesentlicheren Bereiche der Seele und des Geistes in die Betrachtung miteinbezogen werden. Je bewusster wir diesen grundlegenden Information gegenüber sind, um so nachhaltiger können wir sie in uns aufnehmen und wirken lassen.

Luft – Atem – Nase

Die Luft kann als Strom betrachtet werden, durch den uns Kräfte, Energien und Botschaften ohne Unterlass zufliessen und verlassen. Die Luft ist das wesentlichste Element, dessen wir bedürfen. Ohne Nahrung, ohne Wasser, ohne Licht ist das Leben eine bemessene Zeit aufrechtzuerhalten. Ohne Luft können wir nicht 10 Minuten überleben. Die Luft, diese Lebensenergie, in Indien Prana genannt, bedeutet für uns die unmittelbarste und engste Beziehung zum Leben und zum Bewusstsein. Sehr schön schreibt Monika Jünemann in ihrem Buch «Verzaubernde Düfte»: «Atem ist Nahrung für die Seele. Wie wir atmen und was wir atmen, entscheidet letztlich über die schöpferische Dimension unseres Daseins.»

Wie wir uns fühlen, so atmen wir. Wenn wir bedrückt und ängstlich sind, atmen wir flach und sehr oberflächlich. Fühlen wir uns aber wohl, harmonisch und dem Leben zugetan, fliesst auch unser Atem tief. Mit dem Atem, mit der in uns einfliessenden Luft nehmen wir Energien und Botschaften in uns auf. Wir atmen ein und aus. Hier zeigt sich das allumfassende Gesetz des Rhythmus, das Hin und Her, das Auf und Ab. So wie wir den Atem aufnehmen, müssen wir ihn auch wieder abgeben. Mit dem Atem geben wir nicht nur «verbrauchte Luft», sondern auch als kommunizierendes Wesen eine Botschaft bewusst oder weniger bewusst an die Umwelt ab. Ein belastendes oder erhebendes Gefühl, das mich aus dem Gleichgewicht zu bringen droht, kann ich durch bewusstes tiefes Atmen ausgleichen und verarbeiten.

Die Nase ist unser «prominentestes» Sinnesorgan. Ihre Form ist vielsagend und aufschlussreich. Die Redewendung «Ich sehe es dir an der Nasenspitze an!» deutet auf diese Aussagekraft hin. Man kann die Nase «hoch tragen», sie «in vieles stecken» und Anrüchiges herausfinden. Wir reiben jemandem Dinge unter oder binden ihm diese auf die Nase. Der Duft einer Essenz steigt in die Nase und kommt dort mit der Riechschleimhaut in Kontakt. In der Riechschleimhaut befinden sich unzählige mit Sinneshärchen ausgestattete Geruchszellen. Diese Zellen stehen mit Teilen des Gehirns in Verbindung, welche Gefühle, Intuition und feinste Regelkreise antönen und steuern.

Rüdiger Dahlke spricht in seinem Buch «Krankheit als Sprache der Seele» von der Nase als Schloss und vom Duft als Schlüssel. Um den Duft einer Rose wahrnehmen zu können, müssen einige Schlüsselmoleküle des Rosendufts ihr Schloss in der Nase finden. Dort er-schliesst sich uns im wahrsten Sinne des Wortes der Duft, die Botschaft. Mit den Augen sehen wir die Form, das Äussere. Mit den Ohren vernehmen wir den Klang, den diese Form aussendet. Mit der Nase erschliesst sich uns das Wesentliche, der Inhalt des Geschauten und Gehörten. Einen Riecher haben! Der Geruch eines Menschen, der Geschmack einer Speise sind aufschlussreich, sind der Schlüssel, der aber oft absichtlich durch einschmeichelnde Töne (Worte) und ein blendendes Äusseres (Form) verwischt und verdeckt werden. Die Fähigkeit, unsere Sinne zu gebrauchen, entspricht dem Grad unseres seelischen Erlebens. Etwas nicht riechen können bedeutet auch seelisch dazu keinen Bezug zu haben. Wenn ich jemanden nicht schön finde, ist das weniger abweisend, als wenn ich diese Person nicht riechen kann. Vor einem Bild können wir die Augen verschliessen. Einen Missklang können wir überhören, aber einem üblen Geruch müssen wir standhalten. Die Nase können wir uns nur kurz zuhalten. Düfte und Gerüche sind zwingend.

Unser eigener Geruch wirkt oft nicht sehr anziehend. Sei es aufgrund unserer Ernährung und Lebensart oder aber auch, weil unser Geruch zu mitteilsam, zu ehrlich ist. Mit «künstlichen» Gerüchen (Parfüms) versuchen wir, unseren Duft, unsere Botschaft, zu verändern. Wir riechen dann nach einer Duft-Marke und nicht mehr nach uns selbst. Wieder «riechen zu lernen» heisst deshalb, bei uns selbst zu beginnen, durch unseren Geruch uns kennenzulernen und anzunehmen. Denn wenn ich mich riechen kann, kann ich auch andere Menschen «riechen».

Vom Duft zur Botschaft

Einen Duft, eine Essenz, als Energie zu betrachten hilft zu verstehen, dass die uns umgebenden Düfte (Kräfte) uns berühren und mit uns in Resonanz treten. Diese oft unbewussten Energien und Ihre Reaktionen darauf erheben den Anspruch, aktiviert und in den Vordergrund gehoben zu werden. «Unsere Aufmerksamkeit schenken wir lediglich jenen Düften, die uns im guten oder schlechten Sinne erregen» (R. Strassmann). Die Therapie mit Duftstoffen ist eine Therapie, die, wie die Bach-Blüten oder Licht und Farben, die Selbstentwicklungs- und Bewusstseinskräfte ansprechen und entfalten. Die Botschaft der Düfte des Pflanzenreichs kündet von uns heilenden und uns mit der Schöpfung wieder ins Gleichgewicht bringenden Kräften.

In der langen Zeit der Erdentwicklung konnten die Pflanzen ihre Botschaft an den Menschen vervolkommnen und bewahren. Sie sind, um mit den Worten von Silvia Wallimann zu sprechen, die stillen Diener des Menschen. Sie halten uns die verlorengegangene Botschaft entgegen und führen uns zu den Wegen der Natur zurück. Erinnern Sie sich noch der Aussage von Dr. Bach, «auf den Wegen der Natur hat die Krankheit keine Macht über uns». Es sind gerade diese Botschaften, die wir vergessen haben und deren wir wieder bedürfen.

Um einen Duft, eine Schwingung, wahrzunehmen, müssen Sie sich öffnen und bereit sein. Bereitschaft und Gestimmtheit sind wie ein Schlüssel, der Ihnen das Tor zu neuen Erfahrungen und damit neuen Energien aufschliesst. Ob Sie bereit sind, auf eine Botschaft zu reagieren, hängt nicht nur von äusseren Einflüssen, sondern noch viel mehr von Ihrer inneren Stimmung, Ihrer Gestimmtheit, ab. Auch der richtige Zeitpunkt für die Aufnahme dieser Botschaft ist wichtig. Die Zeit muss dazu reif sein. Denn Sie bestimmen, wann und wie Sie eine Botschaft aufnehmen und wie Sie darauf reagieren, sei es, dass Sie dann zielgerichteter auf Ihrem Entwicklungsweg weiterwandern oder eine nötige Veränderung einleiten. Die Empfindung, die seelische Regung, die sich Ihnen mitteilt, die in Ihnen emporsteigt, führt und leitet Sie. Genau wie bei der Bach-Blütenanwendung die Seele und die sich entwickelnden Tugenden im Vordergrund stehen, ist bei der Aromatherapie Ihrer Empfindung, Ihrem unmittelbaren Erleben Raum zu geben. Damit Sie einen Duft voll und unverfälscht auf sich einwirken lassen können, ist es wichtig, dass Sie sich vorbereiten und öffnen. Vorbereiten kann heissen, dass Sie sich in Gedanken schon länger mit dem Ereignis des Riechens auseinandersetzen und eine Atmosphäre der Ruhe und Gelassenheit um sich schaffen, in der ein Duft seine Botschaft ungehindert überbringen kann. Sich dem Zeremoniell des Riechens zuzuwenden ist Teil des Sich-Öffnens und Hinwendens zur Botschaft, die sich Ihnen mitteilen, sich in Ihnen entfalten und Raum gewinnen will.

Vom Duft zur Seele

Der Weg zum Duft ist gleichzeitig der Weg zu Ihrer Seele und zu Ihren individuellen und persönlichen Energien. Genesen, gesund werden bedeutet nicht, zum Zustand des Unheilseins vor der Krankheit zurückzukehren, sondern sich den Ihnen fehlenden Aspekt, die Ihnen fehlende Information, zuzuführen, um damit bewusster und erkennender zu werden. So betrachtet treten Düfte und Gerüche als Führer und Wegweiser auf.

Wir verspüren ein tiefes Bedürfnis, zu riechen und Gerüche wahrzunehmen. Sage mir, was du gerne riechst, und ich kann erahnen, mit welchen

«Boten» dein Herz erfüllt ist. Düfte sind ein Spiegel der Seele, ein Ausdruck der inneren Wesenskräfte. «Dient vielleicht die Seele, die wir den Blumen entleihen, dazu, den Mangel an Seele auszugleichen, unter dem wir leiden?» fragt Sylvie Martinet, eine junge französische Medizinerin in ihrer Dissertation.

Es ist sehr wichtig, dass Sie beim Riechen einer duftenden Essenz auf Ihre Empfindungen achten. Ihre Gestimmtheit, Ihr Zustand, entscheidet darüber, ob Sie diese Schwingung für Ihre Entwicklung aufnehmen können. Empfinden Sie eine aromatische Essenz als anziehend und neigen Sie sich diesem Duft zu, so steht Ihnen diese Information offen und kann Sie «heilen». Lässt Sie ein Duft ohne weitere Anregungen und Empfindungen zurück, so brauchen Sie diese Botschaft nicht in Ihr Wesen aufzunehmen. Stösst Sie aber ein Duft ab, so erhalten Sie einen Hinweis auf einen Bereich, der nach und nach Ihrer Aufmerksamkeit bedarf. Dieser Schattenbereich muss erkannt und die entsprechende Information aufgenommen werden. Welche Gedanken und Gefühle steigen in Ihnen auf, wenn Sie diesen Duft riechen? Welche Bilder Ihres Lebens tauchen auf und beunruhigen Sie? Die Auseinandersetzung mit Duftessenzen schenkt Ihnen Erkenntnisse, die helfen, bewusster und offener im Leben zu stehen. Im Gespräch tauschen Sie Ihre Ideen, Ansichten und Meinungen aus. Ein gutes Gespräch verlangt von Ihnen und von Ihrem Gesprächspartner eine Haltung der Offenheit und Hinwendung. Sie müssen bereit sein, zuzuhören und sich in seine Gedankengänge hineinzuversetzen, um seine Überlegungen zu verstehen. Voreiliges, oberflächliches Annehmen seiner Worte und Gedanken wirkt eher hindernd und sperrend. So wie ein Gespräch Ihnen weiterhelfen kann, verhilft die Auseinandersetzung mit Düften zur Erkenntnis und Wegfindung. Wie Sie beim Gespräch Ihr Ohr leihen, so leihen Sie beim Duft Ihre Nase und richten alle Ihre Sinne auf die duftende Botschaft.

Prinzipien der ganzheitlichen Duftheilkunde

- Duftessenzen wirken auf Körper, Seele und Geist.
- Der Duft führt zur Botschaft der Essenz. Vom Duft zur Kraft.
- Je offener und aufnahmefähiger ich bin, um so grösser ist die Ansprechbarkeit der Essenz (Sender – Empfänger).
- Meine Empfindung entscheidet über die Wirkung und damit über den Einsatz einer Essenz: Ist mir ein Duft angenehm (sympathisch), stärkt mich diese Essenz. Berührt mich ein Duft nicht, so ist diese Information nicht nötig. Stösst mich ein Duft ab, so weist er mich auf einen Bereich hin, der meine Zuwendung braucht, geordnet werden will und durch diese Botschaft einen wichtigen Anstoss zur Veränderung erhält.

- Die Reharmonisierung der Kräfte, der Ausgleich, wird in der Duftheilkunde angestrebt.
- Dem seelischen Zustand ist besondere Beachtung zu schenken. Negative Gefühle wie Angst, Unsicherheit, Interesselosigkeit, Einsamkeit, Überempfindlichkeit, Niedergeschlagenheit, Mutlosigkeit und Verzweiflung sind wichtige Hinweise.
- Duftende Essenzen aktivieren die Selbstheilkräfte.
- Die Auseinandersetzung mit duftenden Essenzen fördert Selbsterkenntnis und Bewusstwerdung.
- Duftessenzen werden zur Gesundheitsförderung und Gesundheitserhaltung eingesetzt.
- Ätherische Öle sollen sehr sparsam verwendet werden. Weniger ist oft mehr!
- Der Gebrauch eines ätherischen Öls ist aufschlussreicher als die Verwendung komplexer Mischungen.
- Die Reaktion auf eine Essenz ist von Mensch zu Mensch verschieden.

Die Erfahrungen, die ich mit ätherischen Ölen machen durfte, zeigen dass auch bei den duftenden Essenzen dem seelischen Zustand besondere Beachtung geschenkt werden soll. Das heisst: Blütenessenzen nach Dr. Bach und ätherische Essenzen können entsprechend dem jeweils vorherrschenden Seelenzustand angewendet werden.

Bach-Blüten und Duftessenzen

Dietmar Krämer zeigt in seinem Buch «Esoterische Therapien 1», dass auf den von ihm bezeichneten Bach-Blüten-Hautzonen zur äusserlichen Anwendung der Essenzen bestimmte ätherische Öle (Duftessenzen) und Edelsteine dieselben Reaktionen hervorrufen wie die innerliche Anwendung der Bach-Blüten. Seine Zuordnung nahm ich als Grundlage, um Bach-Blüten und Düfte zusammen einzusetzen. Die Erfahrungen, die ich dabei machte, sind vielversprechend und weiterführend. Dabei wird das der Bach-Blüte entsprechende ätherische Öl (zwei bis drei Tropfen genügen) mit Jojobaöl verdünnt und an der betreffenden Stelle eingerieben. Noch bessere Erfahrungen machte ich, indem ich zwei Tropfen des ätherischen Öls in einem 30-ml-Fläschchen in einem Drittel reinem Alkohol löste und mit destilliertem Wasser auffüllte. Mit einem Sprühkopf lässt sich der Duft fein vernebeln und einatmen. Bei geschlossenen Augen geben Sie zwei bis drei Spraystösse gegen das Gesicht und atmen tief ein. Ob Sie den Duft annehmen oder ablehnen, zeigt sehr deutlich, wie Sie auf diese Botschaft reagieren.
Folgender Fall aus der Praxis soll Ihnen diese Anwendungsart näherbringen. Bei einem Klienten ergaben das Gespräch und die visuelle Auswahl bei der Betrachtung der Blütenbilder die Bach-Blüten Holly 15, Impatiens 18

und Star of Bethlehem 29. Diesen drei Blütenessenzen entsprechen die ätherischen Öle Rose, Zypresse und Patchouli. Die Zuordnungen können Sie der Liste entnehmen. Der Duft der Rose und der Zypresse wurde vom Klienten als angenehm empfunden. Diese beiden ätherischen Öle gab ich verdünnt als Emulsion zum Einreiben. Der Patchouli-Duft wurde sehr vehement abgelehnt. Dieses Öl bereitete ich als Duftspray zu und empfahl dem Klienten, einmal täglich diesen Duft zu versprühen. Dabei erhielt er die Aufgabe, die dabei auftauchenden Gedanken und Gefühle aufzuschreiben. Nach einigen Tagen erfuhr ich bei einem weiteren Gespräch, dass er sich dabei vor allem an eine lange zurückliegende Begebenheit erinnerte, die mit dem Verkauf von Grund und Boden zu tun hatte. Er wollte seit diesem Vorfall nicht mehr mit Gartenarbeit in Berührung kommen. Jetzt wird verständlich, warum der Milchstern und Patchouli angezeigt sind. Der Doldige Milchstern, der Schocklöser, wird bei Blockaden eingesetzt, und der ihm zugeordnete Duft des Patchouli verbindet uns mit der Erde und hilft, das seelisch-körperliche Gleichgewicht wieder herzustellen.

Trotzdem es sehr gut möglich ist, Bach-Blüten- und Duftessenzen miteinander zu mischen und als Spray einzusetzen, ziehe ich es vor, die Blütenessenzen weiterhin im Pipettenfläschchen in der üblichen Einnahmeweise (vier mal vier Tropfen täglich) abzugeben. Die individuellen Reaktionen lassen sich so besser beobachten und zuordnen.

Duftessenz		Bach-Blüte	Nr.
Sandelholz	Santalum album	Agrimony	1
Rosenholz	Aniba rosaedora	Aspen	2
Opoponax	Commiphora erythracea	Beech	3
Thymian, rot	Thymus vulgaris	Centaury	4
Vetiver (Bourbon)	Vetiveria zizanoides	Cerato	5
Meerkiefer	Pinus pineaster	Cherry Plum	6
Cascarilla	Croton eluteria	Chestnut Bud	7
Anis	Pimpinella anisum	Chicory	8
Eukalyptus	Eucalyptus citriodora	Clematis	9
Lavendel	Lavendula stoechas	Crab Apple	10
Zitrone	Citrus limonum	Elm	11
Lemongras	Cymbopogon citratus	Gentian	12
Orange	Citrus dulcis	Gorse	13
Clementine	Citrus clementina	Heather	14
Rose	Rosa damascena	Holly	15
Immortelle	Helichrysum augustifolium	Honeysuckle	16
Birkenholz	Betula lenta	Hornbeam	17
Zypresse	Cupressus sempervirens	Impatiens	18
Bay	Pimenta racemosa	Larch	19
Cistrose	Cistus creticus	Mimulus	20
Muskatellersalbei	Salvia sclarea	Mustard	21
Ingwer	Zingiber officinale	Oak	22
Tabak	Nicotiana tabacum	Olive	23
Perubalsam	Myroxylon balsamicum	Pine	24
Magnolie	Magnolia glauca	Red Chestnut	25
Tulsi	Ocimum sanctum	Rock Rose	26
Hyazinthe	Hyacinthus orientalis	Rock Water	27
Ravensara	Ravansara anisata	Sclerantus	28
Patchouli	Pogostemon patchouili	Star of Bethlehem	29
Jasmin (Absolue)	Jasminum officinale	Sweet Chestnut	30
Styrax	Liquidamber orientalis	Vervain	31
Scharfgarbe	Achillea millefolium	Vine	32
Narzisse (Absolue)	Narcissus poeticus	Walnut	33
Vanille (Absolue)	Vanilla planifolia	Water Violet	34
Geranium	Pelargonium graveolens	White Chestnut	35
Narde	Nardostachys jatamansi	Wild Oat	36
Grapefruit	Citrus paradidi	Wild Rose	37
Galbanum	Ferula galbaniflua	Willow	38

(nach Dietmar Krämer)

Gemütszustand und Duftessenzen (nach Dietmar Krämer)

Gruppe	Nr.	Gemütszustand	ätherisches Öl
Angst	2	unbewusste Angst	Rosenholz
	20	bewusste, konkrete Angst	Cistrose
	26	akute, panische Angst	Tulsi
	6	Angst, den Verstand zu verlieren, seelische Kurzschlusshandlungen	Meerkiefer
	25	Angst um andere Personen	Magnolie
Unsicherheit	5	kein Vertrauen in die eigene Führung, fehlende Intuition	Vetiver
	28	Unschlüssigkeit, Unausgeglichenheit, Sprunghaftigkeit, Zwiespalt	Ravensara
	12	Skepsis, Zweifel, Pessimismus	Lemongras
	13	Hoffnungslosigkeit, Verzweiflung, Depressivität	Orange
	17	wie gelähmt, einseitig erschöpft	Birkenholz
	36	Unzufriedenheit, Unfähigkeit, das Wesentliche zu erkennen	Narde
Lustlosigkeit	9	Realitätsfremdheit, Tagträume	Eukalyptus
	16	in der Vergangenheit lebend, Sehnsucht, Bedauern	Immortelle
	37	Teilnahmslosigkeit, Apathie, Resignation	Grapefruit
	23	Ausgelaugtheit, extreme Müdigkeit, Erschöpfung auf allen Ebenen	Tabak
	35	Gedanken drehen sich im Kreis, Selbstgespräche	Geranium
	21	Schwermut, Traurigkeit, Trübsinn	Muskatellersalbei
	7	aus Erfahrungen nicht lernend, Hast, Unaufmerksamkeit	Cascarilla
Einsamkeit	34	Selbstbezogenheit, Bedürftigkeit, Mangel an Einfühlung	Clementine
	18	Ungeduld, Reizbarkeit, Nervosität	Zypresse
	14	Stolz, Unnahbarkeit, Distanziertheit	Vanille

Gruppe	Nr.	Gemütszustand	ätherisches Öl
Über-empfindlichkeit	1	Konfrontation vermeidend, quälende Gedanken	Sandelholz
	4	nicht nein sagen können, sich ausnützen/übervorteilen lassen	Thymian
	33	Unfähigkeit, einen nötigen Schritt zu tun, Notwendgkeit eines Durchbruchs	Narzisse
	15	von Misstrauen und Neid erfüllt	Rose
Mutlosigkeit Verzweiflung	19	kein Selbstvertrauen, Minderwertigkeitskomplex	Bay
	24	Selbstvorwürfe, Schuldgefühle	Perubalsam
	11	Kraftlosigkeit, Verzagtheit, der Last des Tages nicht gewachsen	Zitrone
	30	grosse Verzweiflung durch ein schweres Ereignis (Tod, Trennung)	Jasmin
	29	Erschütterung, Schock, Trauma	Patchouli
	38	Groll, Verbitterung, Enttäuschung, Opfer des Schicksals	Galbanum
	22	Niedergeschlagenheit, Erschöpfung	Ingwer
	10	Gefühl innerlicher und äusserlicher Beschmutzung	Lavendel
Überbesorgtheit	8	egoistische Fixierung auf sich selbst, besitzergreifend, sich einmischend	Anis
	31	Übereifer, missionarisch, Raubbau an den eigenen Kräften	Styrax
	32	Dominanz, Rücksichtslosigkeit, Machthunger, Tyrannei	Schafgarbe
	3	Engstirnigkeit, Härte, Intoleranz, andere verurteilend	Opoponax
	27	seine persönlichen Bedürfnisse unterdrückend, Starrheit	Hyazinthe

«Farben sind Taten des Lichts, Taten und Leiden.» Goethe

Alles, was uns die Pflanze, sei es in den Wurzeln, dem Stengel, dem Blatt oder der Blüte, zur Heilung zur Verfügung stellt, stammt aus dem Licht, der Urquelle allen Seins. Unser Bedürfnis nach dem Licht und der Lichtspenderin, der Sonne, ist Teil unseres Wesens. Diese Suche nach dem Licht, dem inneren Feuer der Lebenskraft, weist uns auf die unsichtbaren Dimensionen des Lichts hin. Werden wie das Licht, strahlen wie ein Licht, zum Licht werden für die Menschen sind Keime, die in uns liegen und warten, dass sie aufgehen und Frucht bringen können. Um diese Wesenskeime zu stärken und aufblühen zu lassen, müssen wir die Lichtkräfte in unser Inneres einlassen und uns öffnen.

«Wär nicht unser Auge sonnenhaft, wie könnten wir das Licht der Sonn erblicken. Läge nicht in uns des Gottes eigne Kraft, wie könnt uns Göttliches entzücken?» Dieser wunderbare Vers Goethes zeigt uns, dass wir durch Lichtkräfte geschaffen und für diese Kräfte vorbereitet wurden. Die Augen, die Spiegel unserer Seele, können lichtvoll und klar sein, sie können blitzen und strahlen. Unsere Augen künden von den verborgenen Kräften in uns, die des Lichts bedürfen. Wo könnte unsere Betrachtung sinnvoller beginnen als bei der Spenderin allen Lichts, bei der Sonne.

Die Sonne und ihre Kraft

Die Sonne ist die Spenderin des Lichts und damit allen Lebens auf der Erde. Instinktiv haben die Völker der Frühzeit dies erkannt und die Sonne in den Mittelpunkt ihres Lebens gestellt. Sie fühlten und erkannten, dass wir und damit alles Leben von der Sonne abhängen. Wir, die wir den Bezug zur Natur wieder mühsam entdecken müssen, leben und arbeiten oft unter künstlichen Lichtquellen und machen die Nacht zum Tage. Die schädliche Tragweite dieser unserer Lebensweise wird uns bewusst, wenn wir erkennen, dass das Sonnenlicht Information, Energie, Schwingung, ja «Nahrung» für uns bedeutet.

Wenn wir heutzutage aufgeklärt und wissenschaftlich meinen, in der Sonne nur einen riesigen Feuerball mit einer dauernden Kernverschmelzung zu sehen, so heisst das, nur der physischen, körperlichen Seite der Sonne und damit des Lichts Rechnung zu tragen.

Das Sonnenlicht und damit die Farben tragen bedeutende seelische und geistige Aspekte in sich. In den Werken von Prentice Mulford stiess ich auf folgenden Text: «Alle Dinge, die wir mit unseren physischen Sinnen wahrnehmen können, haben ihre Gegenbilder in der geistigen Welt. Elemente des Geistes sind es, die ihre wirkliche und eigentliche Kraft darstellen. Die Sonne hat einen Geist, der auf uns und unsere Erde einwirkt. Es gibt eine Sonne, die wir mit leiblichem Auge nicht sehen und die wir mit keinem unserer leiblichen Sinne zu fühlen vermögen. Diese Sonne verhält sich zur physischen Sonne, wie sich unser Geist zu unserem physischen Körper verhält. Die physische Sonne wirkt auf unseren physischen Körper ein. Die geistige Sonne oder der Sonnengeist wirkt auf unser geistiges Wesen. Und zwar in dem Masse, als unser geistiges Wesen entwickelt ist, den Sonnengeist aufzunehmen. Wenn du diese Wahrheit vertrauend empfangen oder vertrauend erproben willst, wird dir aus der Sonne eine grössere Kraft werden als demjenigen, der in ihr lediglich ein Ding der stofflichen Welt, einen Himmelskörper, einen Feuerball erblickt. Die Sonne und das Element, das sie zu uns niederströmt, sind nicht allein voll Leben, sie sind auch voll geistiger Kraft, durchgeisteter Kraft. Die Sonne ist mehr als nur ein Himmelskörper, ein Planet. Sie ist eine mächtige, bewusste Wesenheit, ein Geist. Wenn wir uns deshalb in schweigendem Gebet jenem Geiste zuwenden, der unsere Erde durchwärmt und Leben aus ihr ruft, dann empfangen wir aus seiner Kraft. Wir empfangen Geist von seinem Geiste, Sonnengeist.»

Die seelischen Aspekte der Sonne drückt der Volksmund sehr tiefsinnig aus: ein sonniges Wesen haben, ein lichtvoller Mensch sein, ein sonniges Gemüt besitzen oder Sonne im Herzen tragen. Bezeichnen Eltern kleine Kinder nicht zu Recht als Sonnenschein? Das Licht fördert die Entwicklung auf allen Stufen, diese Entwicklung wiederum zeigt sich in vielfältigster Formung und Ausgestaltung. Das Licht und die Farben beeinflussen unseren Organismus in subtilster Weise.

Schon vor Tausenden von Jahren wurden in Ägypten und in China kranke Menschen mit Farben behandelt. Immer konkreter und tiefgreifender kann die Wissenschaft die Vernetzung von Auge und Gehirn aufdecken und damit die Wirkungsweise der Farben erklären. Viele Menschen wenden sich wieder dem Licht zu und setzen Farben für die Erhaltung ihres Wohlbefindens und ihrer Gesundheit ein. Farben wirken auf unseren Pulsschlag und den Blutdruck, machen müde oder munter, verändern unser Verhalten usw. Sicher haben Sie bemerkt, dass Sie der direkten Sonnenbestrahlung ausweichen, wenn Sie sich krank fühlen. Dies zeigt, dass Ihr Körper im Krankheitsfall zur Wiederherstellung des Gleichgewichts einen Teil des Lichtspektrums, eine ganz bestimmte Wellenlänge, mit anderen Worten, eine ausgewählte, ordnende Information benötigt. Farben enthalten bestimmte Informationen und Energien des Lichtspektrums. Unstimmigkeiten und Symptome können mit Farben gezielt beeinflusst werden. Die Heilkräfte der Farben zur Erlangung und zur Förderung der Gesundheit einzusetzen ist die Aufgabe der Farben- oder Colortherapie. Die beste

Farbentherapie schenkt uns die Natur. Machen Sie einen Spaziergang, lassen Sie das Grün der Wiesen und Wälder und die Farben der Blumen auf sich einwirken.

Mit den sieben Spektralfarben Rot, Gelb, Blau, Orange, Grün, Violett und Indigo, die uns auch vom Regenbogen her bekannt sind, können wir Gemütszustände reharmonisieren und körperliche Beschwerden beeinflussen. Diese uns stets umgebenden Farben nehmen wir mit den Augen, mit der Haut, mit der Nahrung und vor allem mit unseren Chakren in uns auf. Der Begriff «Chakra» stammt aus dem Indischen und bedeutet «Rad, Spirale». Es gibt auf unserem Körper Stellen, die besonders zur Aufnahme subtilster, feinstofflicher Energien bestimmt sind. Der Informationsfluss der Farben ist eine dieser unsichtbaren, uns stets zufliessenden Schwingungen. Die grosse Bedeutung der Chakren besteht in ihrer Funktion als Verbindungsstellen zwischen dem sichtbaren und dem unsichtbaren Körper sowie der Aufnahme und Abgabe von Schwingungen und Informationen. Diese informativen ätherischen Lebenskräfte fliessen entlang von Kraftlinien, die uns als Meridiane bekannt sind.

Die ganzheitliche Wirkung der einzelnen Farben

Jede Farbe erhält ihren Ausdruck erst im Zusammenspiel mit anderer Farben und beherbergt in sich Anteile von diesen. Trotzdem hilft es die Farben einzeln zu betrachten, um ihre Botschaften zu ergründen und uns diesen Schwingungen zu öffnen.

Rot mit seiner Bedeutung von Feuer, Hitze, Aktivität und Bewegung wirkt anregend auf alle Körperfunktionen. Es spricht in erster Linie das Herz, die Herzgefässe, die Nieren, das Bindegewebe und die Muskulatur an. Rot wirkt durchblutungsfördernd, entstauend, antreibend. Rot macht schmerzempfindlicher. Auf der seelisch-geistigen Ebene fördert Rot die Bereitschaft zur Standhaftigkeit und zur Auseinandersetzung. Rot setzt den Impuls zur Veränderung und zur Bewegung. Es wirkt erhitzend und läuternd und drängt zur Entscheidung. Wagen Sie den Versuch und tragen Sie ein rotes Kleid. Achten Sie auf Ihre Gefühle, und beobachten Sie die Reaktionen der Mitmenschen. Mit Erstaunen erleben Sie, wie Ereignisse ausgelöst werden und festgefahrene Situationen in Fahrt kommen. Durch Farben werden wir angeregt, unsere Bedürfnisse zu leben. Die Farbe Rot ist mit dem Geist des Lebens verbunden und verhilft prinzipiell zu mehr Durchsetzung und Selbstbehauptung. Rot schenkt Mut und Kraft, uns in schwierigen Situationen zu behaupten.

Orange gehört wie Rot und Gelb zu den warmen Farben. Orange symbolisiert Optimismus und Lebensfreude und wirkt aufbauend, kräftigend, positiv und in jeder Weise gesundheitsfördernd. Der Appetit wird gefördert und die Verdauung angeregt. Beachten Sie einmal, wie die Tische in den Lokalen, in denen Sie gerne ausgiebig und lebensfroh speisen, gedeckt sind und welche Farben für die Innenausstattung gewählt wurden. Sie werden meistens gelbe, orange und zartgrüne Farben vorfinden. Auf der seelisch-geistigen Ebene fördert Orange das Vertrauen in und die Lust am Leben. Die Sinne können sich entfalten, Aufgeschlossenheit und Zusammenhalt stellen sich ein. Orange hilft, das Bedürfnis nach Genuss und Sinnlichkeit anzunehmen und zu leben. Orange ist die Farbe der Kinder und aller, die sich jugendlich und vital fühlen.

Gelb bedeutet Leichtigkeit und bringt ein Gefühl von Schwerelosigkeit und Heiterkeit. Gelb schenkt Behaglichkeit und Wärme. Es hat eine ausgleichende Wirkung und dringt tief ein. Gelb wirkt vor allem auf den Magen, die Leber, die Bauchspeicheldrüse und die Bronchien. Die Drüsentätigkeit wird angeregt, und der Körper kann sich besser entgiften. Wenn Sie fasten und abnehmen wollen, tragen Sie gelbe Unterwäsche. Sie werden deutlich spüren und riechen, wie Ihr Körper intensiver entschlackt. Seelisch wirkt Gelb aufheiternd und erhellend. Geistig verhilft es zu Klarheit, Einsicht und Verständnis. In einem Schulzimmer mit viel gelber Farbe wird das Denken leichter, und Lösungen lassen sich schneller finden. Das Prinzip der Kommunikation, des Austauschs und der gedanklichen Auseinandersetzung wird durch Gelb gefördert. Gelb ist die Farbe der Weisheit und der Erkenntnis.

Grün symbolisiert Neubeginn und Wachstum. Grün fördert Harmonie und Stabilität. Die Farbe Grün, die in der Natur sehr oft vorkommt, dient der Regeneration und dem Aufbau unseres Körpers. Grün wirkt ausgleichend und hilft, die Mitte zu finden. Grün ist neben Orange die Farbe, die den Zustand der Gesundheit am besten zu erreichen und zu erhalten hilft. Die ausgleichende, besänftigende und tonisierende Wirkung schafft die Grundlage für eine erfolgreiche Farbbehandlung. Auf der seelisch-geistigen Ebene schenkt uns Grün Hoffnung und Vertrauen und lässt in uns Geborgenheit und Sicherheit aufkeimen. Auf diesem Boden kann Frohmut und Lebensfülle entstehen. Nehmen Sie sich jeden Tag genügend Zeit, um ins Grüne zu blicken und Ihren überanstrengten Augen eine Entspannung zu gönnen.

Blau repräsentiert Ruhe, Weite und Tiefe, es kühlt und lindert alle entzündlichen Prozesse, schenkt Erholung, Entspannung und Schlaf. Mit Blau werden vor allem die Nerven, die Haut, das Gehirn und die Augen behandelt. Seelisch und geistig hilft Blau, Distanz zu gewinnen und das rechte Mass für die Dinge wiederzufinden. Blau ist die Farbe des Friedens, führt ins Unendliche und bringt uns der Wahrheit näher. Wenn Sie Mühe haben, sich zu entspannen, und den Schlaf nicht finden, stellen Sie sich vor, wie ein tiefes Blau Sie einhüllt und langsam in jede Zelle Ihres Körpers fliesst. Das Sich-Vorstellen oder Visualisieren von Farben ist eine sehr wirksame Weise, sich die Information und Schwingung einer Farbe zuzuführen.

Violett gehört wie Blau zu den kalten Farben. Es wirkt auf das zentrale Nervensystem, gleicht aus und fördert den Schlaf. Violett hilft bei der Meditation. Es wirkt dämpfend, entspannend und fast ein wenig hypnotisch. Seelisch-geistig wirkt es erhebend und befreiend. Violett ist eine mystische Farbe, die Spiritualität und Barmherzigkeit in sich trägt. Violett ist mit dem Bedürfnis nach Bewusstseinserweiterung und Opferbereitschaft verbunden. Violett hilft Menschen im Prozess des Sterbens, da es loslassen hilft und die Seele ins Jenseits hinüberbegleitet. Ältere Menschen, die Würde und Weisheit ausstrahlen, kleidet Violett am besten.

Indigo ist ein tiefstrahlendes Blau, welches die Schwingungen der sechs vorangehenden Farben in sich vereinigt. Indigo hilft bei Erkrankungen im Kopfbereich, bei Wachstumsstörungen und Erschöpfungszuständer. Indigo ist die Farbe der Heilung im ganzheitlichen Sinne. Indigo wird vor allem zur Förderung der seelisch-geistigen Entwicklung eingesetzt. Es hilft, den Sinn des Lebens zu finden, und führt uns zu höheren Vorstellungen und Visionen. Indigo ist verbunden mit dem universellen Bewusstsein und schenkt Friedfertigkeit, Gelassenheit und Gottvertrauen.

Die sieben Farben und die sieben Gruppen von Gemütszuständen

Farben, Töne, Worte und Berührungen tragen die gleichen Botschaften in sich wie die Blütenessenzen und haben stets nur das eine Ziel, uns auf unserem Lebensweg zu helfen. Mit dem Licht und damit den Farben stehen uns diese grundlegenden Informationen in reinster Weise zur Verfügung. Die Pflanzen haben diese Urinformation bereits in die Form transformiert, die uns im Falle einer disharmonischen Gemütsstimmung helfend zur Seite steht. Den sieben Gruppen nach Dr. Bach lassen sich die entsprechenden Farbschwingungen zuordnen.

Bei **Angst** gilt es dem Urvertrauen einen Schritt näher zu kommen. In all unseren Ängsten hilft uns das strahlende Gelb zu mehr Erkenntnis und Weisheit. Je mehr wir erkennen und uns öffnen, um so grösser wird unser Vertrauen, und wir blicken den Ängsten des Lebens furchtloser entgegen. Ist Ihnen auch aufgefallen, dass das Sonnenröschen und die Gauklerblume, – die uns Dr. Bach bei panischer Angst und bei konkreten, bewussten Ängsten empfiehlt – uns in wundervollem Gelb entgegenleuchten?

Die **Unsicherheiten,** denen Sie ausgesetzt sind, lassen sich überwinden, wenn Ihnen durch die Farbe Grün Hoffnung und Zuversicht zufliessen und die Grundlage bilden, auf der Sie mutig und selbstsicher zur Tat schreiten. Grün hilft Ihnen, immer wieder neu zu beginnen. Das vom Erwachen der Natur kündende Grün des Frühlings weckt die Hoffnung und hilft Ihnen, sich voller Vertrauen der Kraft des Lebens, die in Ihnen schlummert und durch die Farbe Rot aktiviert wird, hinzugeben.

Bei **mangelndem Interesse an der Gegenwart** wird Ihre Anteilnahme durch die anziehende Leichtigkeit und die Heiterkeit von Gelb geweckt. Die lebensfrohe Farbe Orange lässt Sie vollends sich dem Leben zuwenden und daran teilnehmen. Die kräftigende und stützende Schwingung der Blüten-essenz Olive, die Sie in dieser Gruppe antreffen, ist Ihnen von den letzten Ferien in südlichen Ländern sicher wohl bekannt.

Wird **Einsamkeit** nicht oft durch eine naturferne und unharmonische Lebensweise herbeigerufen? Es gilt, durch Grün die Hoffnung und das Vertrauen ins Leben zurückzugewinnen. Echte Anteilnahme und harmonische Gemeinsamkeit brauchen Wurzeln, die in der Mutter Erde gründen. Mit der Zugabe von Rot kann die Lebenskraft aktiviert und die Fülle des Lebens angenommen werden.

Oft sind wir **überempfindlich,** weil wir an zu viel festhalten und uns nicht dem Fluss des Lebens anvertrauen. Jeder Tag hat seine Zeit der Aktivität und der Passivität, des Sammelns und des Loslassens. Blau schenkt Ihnen den nötigen inneren Frieden und die Gelassenheit, allem, was Sie ablehnen und Sie stört, offener und weitherziger gegenüberzutreten.

Die Farbe Indigo hilft Ihnen, den Sinn des Lebens zu finden. Gründet nicht alle **Mutlosigkeit** und **Verzweiflung** auf enttäuschenden und frustrierenden Erfahrungen? Es gilt, aus diesen Erfahrungen zu lernen und sich weiterzu-entwickeln. Die Opferbereitschaft, die Ihnen in Violett entgegentritt, hilft, das Unvermeidliche anzunehmen und durch es hindurchzugehen. Hinter dem Opfer und dem Verzicht liegen nicht Dunkelheit und Tod, sondern neues Leben. Wie Phönix aus der Asche hilft Ihnen Indigo zu neuer Zuversicht und Freude.

Die übertriebene **Sorge um andere** darf der Gewissheit und der Sicherheit weichen, dass wir alle geführt und behütet sind. Die Farbe Grün wirkt auch hier grundlegend und hilft, in Ihnen den Boden vorzubereiten, auf dem für die Mitmenschen Freiheit und selbstlose Liebe erstehen. Grün vermittelt die Fülle des Lebens und lässt Gier und Mangel in den Hintergrund treten.

So betrachtet sind wiederum Angst, Unsicherheit, Teilnahmslosigkeit, Einsamkeit, Überempfindlichkeit, Mutlosigkeit, Verzweiflung und Sorgen Hinweise und zeigen, welche Farbe eingesetzt werden kann. Mit den Licht- und Farbenkräften vermag ich ordnende Informationen in den Körper einfliessen zu lassen, und diese stützen wiederum die individuellen Blüten-essenzen und tragen zur Reharmonisierung bei.

Bachblütenessenzen bei:	Heilfarbe:
Angst	Gelb
Unsicherheit	Grün, Rot
mangelndem Interesse	Gelb, Orange
Einsamkeit	Grün, Rot
Überempfindlichkeit	Blau, Orange
Mutlosigkeit, Verzweiflung	Indigo, Violett
übertriebener Sorge um andere	Grün

Setzen Sie die Ihnen so unmittelbar zur Verfügung stehenden Schwingungen des Lichts und der Farben ein. Begeben Sie sich in eine farblich entsprechende Umgebung, oder setzen Sie Farbfolien und Seidentücher ein, um die benötigte Heilfarbe in Ihr Umfeld zu bringen.

Sonnenwasser

Unter Sonnenwasser verstehe ich ein Glas Trinkwasser (Quellwasser, kohlensäurefreies Wasser oder dampfdestilliertes Wasser), das um die Mittagszeit eine Viertelstunde dem Sonnenlicht ausgesetzt wurde. Mit Hochfrequenz- oder Kirlian-Fotos lässt sich die Energetisierung von Wasser, das der direkten Bestrahlung von Sonnenlicht ausgesetzt wurde, nachweisen. Wasser ist ein ausgezeichneter Informationsträger und daher sehr geeignet, Informationen weiterzuleiten. Unser Körper besteht aus zirka 67 Prozent Wasser. Wenn wir im Sonnenlicht die lebensspendenden Kräfte erkennen, können wir auch begreifen, was ein in dieser Art veredeltes und energetisiertes Wasser für den Menschen bedeutet. Zu den Bach-Essenzen zählt eine, die «Rock Water» heisst – Quellwasser, das der Sonne ausgesetzt wurde.

Dieses Lebenselixier können Sie vor allem zur Gesundheitsvorsorge, zur besseren Entgiftung des Körpers und in depressiven Zuständen trinken. Der Grazer Mystiker Jakob Lorber – der mit seinem Gedankengut Edward Bach nahesteht – überzeugte mich vollends, Sonnenwasser zu verabreichen, da auch in seinen Schriften die Anwendung von Sonnenwasser empfohlen wird. Lorber verwendete zur Herstellung ein Brennglas (Jakobslinse); auf diese Weise wird das Wasser in einer Minute intensiver und schneller mit den Kräften der Sonne aufgeladen, als wenn es nur an die Sonne gestellt wird. Das Sonnenwasser wird in einer violetten Glasflasche aufbewahrt. Violettes Glas kann wesentliche Teile des Lichtspektrums schützen und erhalten. Auf diese Weise veredeltes und energetisiertes Wasser ist, in violettem Glas aufbewahrt, mehrere Monate haltbar und bleibt geschmacklich einwandfrei.

Machen Sie einen Versuch und kosten Sie es. Sie werden erstaunt feststellen, dass dieses Wasser Sie belebt und revitalisiert. So ein Glas mit Trinkwasser lässt sich aber auch mit einer Farbfolie bestrahlen. Das sonnen- oder farbaktivierte Wasser trinken Sie in kleinen Schlucken einige Zeit vor einer Mahlzeit auf nüchternen Magen. Es ist kaum zu glauben, dass viele Menschen farbaktiviertes Wasser geschmacklich unterscheiden können. Mit Rotlicht bestrahltes Wasser wird im Geschmack als dumpf und leicht bitter empfunden, während blau bestrahltes Wasser einen frischen und kühlenden Eindruck hinterlässt. Fiebernde empfinden blau bestrahltes Wasser als eine wahre Wohltat. Licht und Geschmack haben einen Zusammenhang. Je mehr Sie sich dem Licht und seinen Kräften, seinen Informationen öffnen, werden die Empfindungen des Geschmackssinns sensibler und empfänglicher. Wenn wir die Lebensfreude und Lebensenergie verlieren und kein «Licht» mehr sehen, beginnt auch der Geschmack an den Genüssen des Lebens zu verblassen.

Sonnenheilmittel

Der Mystiker Jakob Lorber war sich wie Dr. Bach der ganzheitlichen Kräfte des Sonnenlichts bewusst und macht uns in seinem umfangreichen Werk mit der Herstellung und Verabreichung dieser heliopathischen Mittel bekannt. Nach seiner Anweisung werden heute von der Firma Miron unter der Leitung von Yves Kraushaar Sonnenheilmittel hergestellt, unter anderen Milchzucker-Globuli, Mohnöl, Kampfermilch- und Kastanienpulver, Salbeiholz-Zahnpasta usw. Jakob Lorber und Edward Bach waren der Überzeugung, dass ihre Heilmittel stets sowohl ein entwickeltes und sensibilisiertes Bewusstsein von seiten des Behandlers als auch intensive Arbeit und Selbstentwicklung auf der Seite des Patienten bedingen. Lorber empfiehlt sogar, die Sonnenheilmittel nur durch einen ausgebildeten, dem Patienten mit Gespräch und Therapie weiterhelfenden Therapeuten abzugeben.
Die Arbeit mit dem Licht ist das Schönste, was es gibt. Sich allen Bereichen des Lichts zu öffnen schenkt das vielgepriesene sonnige Gemüt und lässt uns Schwierigkeiten und Dunkelheit überwinden. Werdet zum Licht für die Mitmenschen! Nicht nur kleine Kinder, auch wir Erwachsenen können zu Lichtträgern für unsere Umwelt werden. Wenn wir dies wünschen und wollen, müssen wir uns aber vorerst des wahren, allumfassenden Werts und der tiefen Dimension des Lichts bewusst werden. Wir müssen das Licht empfangen lernen und uns seiner würdig erweisen. Die Kraft aus der Sonne, diese Licht- und Lebenskraft ist in uns im Keim angelegt, wir müssen uns nur öffnen und weiteres Licht hereinlassen. Die Arbeit mit dem Licht und den Farben spricht uns alle an. Wir dürfen auf unserem Weg zur Ganzwerdung, zum Heil-werden, die Botschaft des Lichts einsetzen.

Die Arbeit im und mit dem Licht veredelt und segnet. Es ist nicht vermessen und wird uns allmählich verständlich, dass wir mit dem gedanklichen Aussenden und Verteilen von Licht unsere tägliche Arbeit und unseren Umgang mit den Menschen bereichern und heben können. Wenn Sie das nächstemal einen Besuch machen oder eine Begegnung vor Ihnen liegt, schicken Sie bereits vor dem Geschehen als wichtigsten Gedanken Licht und Kraft den daran beteiligten Menschen. Sie werden bald erkennen dürfen, wie wohltuend und im wahrsten Sinne des Wortes lichtvoll die Besprechung oder der Kontakt wird. Einem lichtvollen Besucher, einem sonnigen Partner wächst Vertrauen und Zuversicht entgegen.

Kein Fachwissen und keine Diplome sind nötig, um mit dem Licht im ganzheitlichen Sinne umzugehen. Ihr Gemüt, Ihre Stimmungslage bestimmen den Einsatz des Lichts und der Farben auf die einfachste Art und Weise. Öffnen Sie sich nicht nur körperlich dem Licht, indem Sie die wärmenden Strahlen der Sonne aufnehmen. Öffnen Sie auch Ihr Herz, Ihre Seele den feinstofflichen Sphären des Lichts, und Sie werden die hebende Wirkung und die vielfältigen Auswirkungen in Ihrem Leben recht bald verspüren.

Lichtgedanken

Nimm das Licht mit in den Tag
und wer Dir auch begegnen mag,
beschenke ihn mit diesem Licht
und sei es auch der ärmste Wicht.
Nur Liebe, Stille, Frieden, Licht
Hass, Neid und Kriege bricht.

Wo das Licht Dir auch begegnen kann,
vom Kind zur Frau, von Mann zu Mann,
von Gelb zu Rot, von Weiss zu Braun,
es fülle Deinen Herzensraum.

So soll es breiten sich dann aus
voll Freud und Lieb von Haus zu Haus.
Kommst Du am Abend dann herein,
bring wieder heim den Lichterschein.

So dass das Licht sich nun verbreiten mag
und stärker werde Tag für Tag.

Doris Küttel

Die Mineralsalztherapie nach Dr. Schüssler und die Bach-Blütentherapie stellen eine ideale Kombination dar, um die Gesundheit zu erhalten und zu fördern. Die harmonisierende Wirkung der Bach-Blütenessenzen und die aufbauende Kraft der Zellsalze unterstützen sich gegenseitig. Unsere einseitige Ernährung und unsere hektische Lebensweise führen oft zu Mangelerscheinungen im Körper und damit zu Disharmonie und Krankheit. Unser Körper braucht die anorganischen, nach Dr. Schüssler «Lebenssalze» genannten Stoffe. Fehlen einzelne Stoffe, entstehen Veränderungen im Arbeitsablauf unseres Körpers. Diese Veränderungen führen zu Beschwerden und Krankheiten.

Es geht mir vor allem darum, darauf hinzuweisen, dass die homöopathisch aufgearbeiteten Zellsalze ganzheitlich wirken. Aus dieser Sichtweise ergeben sich interessante Hinweise und Zusammenhänge. Hier sei nur stichwortartig der rote Faden aufgezeigt, der die Zellsalze mit den Blütenessenzen und mit den Tierkreissymbolen der Astrologie verbindet.

Calcium fluoratum 1: Das Fluorkalzium wird von unserem Körper seiner zäh-elastischen Eigenschaft wegen im Zahnschmelz, in den Knochen, aber auch in den Sehnen und Bändern unseres Körpers eingesetzt. Diese Elastizität, die gleichzeitig auch haltend und stützend wirkt, ist der rote Faden, der seelisch-geistig zur Anpassungsfähigkeit und letztlich zu mehr Offenheit und Sicherheit verhilft. Nicht zuletzt ist es der im Zeichen des Krebses Geborene, der diesen Halt, aber auch diese Flexibilität benötigt. Die Blütenessenzen Waldrebe 9, Rosskastanienknospe 7 und Hainbuche 17 helfen, auf der seelischen Ebene diese Haltung zu erreichen.

Calcium phosphoricum 2: Der phosphorsaure Kalk ist an allen Regenerierungs- und Aufbauvorgängen des Körpers beteiligt. Davon profitieren alle Gewebe, die roten Blutkörperchen und die Haut. Auf- und Abbau sind gekennzeichnet durch Spannung und Entspannung. An beiden Vorgängen ist das Calcium phosphoricum beteiligt. Das Stichwort heisst hier Beständigkeit, die aber auch ein Loslassen-Können in sich birgt. Der Steinbock-Geborene ist mit diesem Salz angesprochen. Die Blütenessenzen der Gauklerblume 20, des Geissblatts 16 und die Weisse Kastanie 35 stehen im Vordergrund.

Ferrum phosphoricum 3: Das phosphorsaure Eisen ist für den Sauerstofftransport im Blut zuständig. Es ist das Mittel bei Entzündungen im Anfangsstadium. Die Zelle braucht das Schüsselersalz Ferrum phosphoricum, um die Abwehrkräfte aufzubauen. Durchdringungsvermögen, Standhaftigkeit und Zuversicht sind nötig, um Schwäche und Willenlosigkeit entgegenzuwirken. Nicht verwunderlich, dass gerade Fische-Geborene dieses Salz vermehrt benötigen. Die Blütenessenzen Sonnenröschen 26, Doldiger Milchstern 29 und Zitterpappel 2 stützen am besten.

Kalium chloratum 4: Dieses Salz wirkt besonders gut bei allen fiebrigen Erkrankungen der Atmungsorgane. Es löst die zähen Schleimstoffe und bewährt sich bei allen entzündlichen Prozessen im Körper. Der Körper muss bestimmt und gezielt handeln. Der rote Faden zeigt sich in der Bereitschaft des Entscheidens und Ausscheidens. Dieses Salz ist dem Zwilling zugeordnet und hilft ihm auf der seelisch-geistigen Ebene auf seine innere Stimme, die Intuition, zu hören und Selbstverantwortung zu übernehmen. Die Blütenessenzen Bleiwurz 5, Gelbe Weide 38 und Buche 3 können vorzugsweise eingesetzt werden.

Kalium phosphoricum 5: Der phosphorsaure Kalk unterstützt den Aufbau der Gehirnzellen, der Nervensubstanz und fördert den Energieumsatz in den Muskeln und im Blut. Der Widder in seiner energievollen Art, der den Stoffwechsel, den Muskeltonus und die Verdauung oft in seiner Ungeduld überstrapaziert, benötigt dieses Salz besonders. Geduld, Harmonie und letztlich Befreiung sind die Stichworte. Die Blütenessenzen Springkraut 18, Stechpalme 15 und Edelkastanie 30 sind hier angezeigt.

Kalium sulfuricum 6: Schwefelsaures Kalium ist auch beim Entgiftungs- und Ausscheidungsprozess beteiligt. Ein wahres Reinigungsmittel, das gerade dem Jungfrau-Geborenen bei seinen oft chronischen Symptomen vor allem im Magen- und Darmbereich, aber auch bei rheumatischen Zuständen zu Hilfe kommt. Die Lektionen sind hier Selbstbestimmung, Vergebung und Frieden. Die Blütenessenzen Tausendgüldenkraut 4, Pinie 24 und Olive 23 können auf der seelischen Ebene am besten mithelfen.

Magnesium phosphoricum 7: Dieses Salz ist unentbehrlich zur Regulierung der Muskeltätigkeit bei Krampfzuständen und für die Nerven. Hier liegen auch die Schwachpunkte des Löwe-Geborenen: in Herz, Kreislauf, Wirbelsäule und Muskeln. Sich lösen können, erkennen, was zuviel ist, und sich in andere einfühlen sind Schritte, die der Löwe-Mensch einleiten muss. Hier helfen die Blütenessenzen Eisenkraut 31, Heather 14 und die Lärche 19.

Natrium muriaticum 8: Kochsalz, in homöopathischer Dosierung reguliert den Flüssigkeitshaushalt und den Flüssigkeitsdruck in den Zellen. Das Salz des Lebens für den Wassermann, der Kreislauf- und Lymphprobleme kennt, sein Nervensystem überfordert, sich aber auch oft über Venenleiden und Schwächezustände beklagt. Stichworte sind Freude, Frieden und

Weisheit. Die Blütenessenzen Sumpfwasserfeder 34, Quellwasser 27 und Rote Kastanie 25 helfen weiter.

Natrium phosphoricum 9: Phosphorsaures Natrium baut Säureüberschüsse im Körper ab und unterstützt den Kohlensäurehaushalt des Blutes, wenn das Säuregleichgewicht durch Fehlernährung gestört wurde und Disharmonie herrscht. Dieses Salz wird der Waage zugeschrieben und hilft auch bei Nieren-, Blasen- und Hauterkrankungen. Gleichgewicht und Wandlungskraft sind hier anzustreben. Der Einjährige Knäuel 28, die Kirschpflaume 6 und die Weinrebe 32 helfen dabei.

Natrium sulfuricum 10: Schwefelsaures Natrium entfernt den Wasserüberschuss aus den Geweben. Die Nieren und die Blase, die Verdauungsorgane, Leber und Bauchspeicheldrüse werden dadurch positiv beeinflusst. Dieses dem Stier zugeordnete Salz hilft die Trägheit zu überwinden, die sich auch oft im Stoffwechsel bemerkbar macht. Auf der seelischen Ebene sind die Schlüsselbegriffe Ausscheidung, Optimismus und Vertrauen. Von den Blütenessenzen kommen der Herbstenzian 12, der Holzapfel 10 und der Stechginster 13 zum Zuge.

Silicea 11: Die Kieselsäure ist für das gesunde Wachstum von Haaren und Nägeln unentbehrlich. Es gibt dem Gewebe und den Knochen Festigkeit und Halt. Der sich gerne vorausgabende Schütze-Mensch ist sehr auf dieses Mittel angewiesen. Der rote Faden besteht in der Bereitschaft zur Konfrontation und zum Neubeginn. Die Blütenessenzen Odermennig 1, Walnuss 33 und Ackersenf 21 sind angezeigt.

Calcium sulfuricum 12: Dieses Salz, das bei Eiterungen, Abszessen, nässenden Ekzemen und bei entzündlichen Erkrankungen eingesetzt wird, ist dem Skorpion-Geborenen zugeordnet. Stichworte sind Selbstlosigkeit und Lebensfreude. Die Wegwarte 8, die Eiche 22 und die Heckenrose 37 helfen in diesen seelischen Prozessen.

Diese Zuordnungen durfte ich mit Heilpraktiker Richard Kellenberger aus Platz-Walzenhausen erarbeiten. Unsere Arbeit soll Ihnen helfen, in dieser ganzheitlichen Richtung weiterzudenken und die Bach-Blütenessenzen mit den Schüsslersalzen zu unterstützen. Die Einnahme der Schüsslersalze, die in Tablettenform erhältlich sind, geschieht am besten eine halbe Stunde vor den Mahlzeiten oder eine Stunde danach. Es empfiehlt sich, die Milchzuckertabletten langsam im Munde zergehen zu lassen. Lebenssalze sollten über einen längeren Zeitraum hinweg regelmässig eingenommen werden. Als besonderen Tip möchte ich Ihnen bei Migräne, Krämpfen und krampfartigen Koliken die «heisse 7» empfehlen: Lösen Sie 12 Tabletten Magnesium phosphoricum (7) in kochendheissem Wassser auf, und trinken Sie diesen Trunk möglichst heiss in kleinen Schlucken. Achten Sie darauf, nicht mit einem Metallöffel umzurühren.

Schüsslersalz Nr.	Bach-Blütenessenzen			Tierkreis-zeichen
Calcium fluor. 1	9 Realität, Tatkraft, kreativer Idealismus	7 Selbst-beobachtung, Lernfähigkeit	17 wacher Geist, mentale Frische	Krebs
Calcium phos. 2	20 Mut, Vertrauen, Tapferkeit	16 Loslassen, Wandlung, Vergangenheit	35 Unterscheidung, geistige Klarheit	Steinbock
Ferrum phos. 3	26 Lebensmut, Standhaftigkeit, Licht	29 Erweckung, Energiefluss, Reorientierung	2 Zuversicht, Sensitivität	Fische
Kalium chlor. 4	5 Bestimmtheit, Intuition	38 Optimismus, Selbst-verantwortung	3 Mitgefühl, Toleranz	Zwillinge
Kalium phos. 5	18 Gelassenheit, Geduld	15 Harmonie, Liebe, Liebesfähigkeit	30 Erlösung, Befreiung	Widder
Kalium sulfur. 6	4 Individualität, Selbst-bestimmung	24 Vergebung, Reue, Verzeihen	23 Energie, Kraft, Frieden	Jungfrau
Magnes. phos. 7	31 Ruhe, Gelöstheit, Selbst-erkenntnis	14 Geborgenheit, Einfühlung	19 Entfaltung, Bewusstsein, Selbstvertrauen	Löwe
Natrium mur. 8	34 Demut, Weisheit, Verbundenheit	27 Anpassung, Frieden, Offenheit	25 Fürsorge, Nächstenliebe	Wassermann
Natrium phos. 9	28 Gleichgewicht, Entscheidung	6 Gelassenheit, Loslassen	32 Führung, Energie, Autorität	Waage
Natrium sulf. 10	12 Glaube, Zuversicht, Vertrauen	13 Optimismus, Hoffnung	10 Ausscheidung, Reinheit	Stier
Silicea 11	1 Konfrontation, Freude	33 Durchbruch, Klarheit, Neubeginn	21 Heiterkeit, Licht	Schütze
Calcium sulf. 12	8 Hingabe, Wärme, selbstlose Liebe	37 Motivation, Lebensfreude	22 Kraft, Ausdauer	Skorpion

Schlussgedanken

Die Elternschaft

Bachs Worte zur Elternschaft zeugen von einer tiefen Weisheit und Einsicht: «Die Aufgabe der Elternschaft, die in der Tat als ein göttliches Privileg betrachtet werden sollte, ist es in erster Linie, einer Seele die Möglichkeit zu geben, im Interesse ihrer Weiterentwicklung in diese Welt einzutreten. Die Eltern sollten immer im Sinne haben, dass das Menschlein eine individuelle Seele ist, auf die Erde herabgekommen, um ihre eigenen Erfahrungen zu sammeln und auf eigene Weise Wissen zu erwerben nach den Geboten ihres höheren Selbst, und ihr deshalb soviel wie möglich Freiheit lassen für ihre ungehinderte Entfaltung.»

Diese Zeilen liessen mich aufhorchen, und ich besann mich der vielen Einmischungen und Zwänge, die ich bereit war auszuüben. Ich erkannte, dass es auch als Lehrer meine Aufgabe war, Vermittler zu sein, der den jungen Menschen Geleit und Gelegenheit gibt, die Dinge der Welt und des Lebens zu erlernen. Jedes Kind soll auf seine Weise Wissen aufnehmen und instinktiv auswählen können, was für sein Leben notwendig ist. Vieles wurde nun von mir in der Schulstube anders geordnet, und manche Einmischung unterblieb, trotzdem ich in die Zwangsjacke der gesellschaftlichen Ansprüche, die an die Schule herangetragen werden, eingebunden war. Dr. Bach betont, dass es unsere einzige Pflicht sei, den Geboten unserer Seele und damit unserer Stimme des Gewissens zu folgen. Wir sollten erkennen, dass jeder von uns eine ureigene Aufgabe in diesem Erdenleben zu erfüllen hat. Die Blütenessenzen helfen uns, zu unserer Persönlichkeit zu stehen und ganz im Einklang mit unserem Wesen zu handeln. Disharmonie entsteht, um es noch einmal zu betonen, wenn wir bewusst oder unbewusst diese Aufgabe nicht erfüllen. Dieser Konflikt verursacht dann zwingenderweise Störungen, die wir als Symptome und Krankheiten wahrnehmen können.

Der Arzt und der Lehrer der Zukunft

So wie Dr. Bach den Arzt der Zukunft sieht, so sehe ich die Aufgabe des Lehrers in den kommenden Jahren. Wie der Arzt der Zukunft einsehen sollte, dass er nicht zu heilen imstande ist, sondern bestenfalls das Umfeld zur Heilung bereitstellen kann, wird auch der Lehrer der Zukunft verstehen müssen, dass er nur Mittler und Begleiter ist, um dem ihm anvertrauten Kinde die Gelegenheit zu geben, das Leben zu erfahren.

Wie der Arzt der Zukunft den Patienten vor allem seelisch zu verstehen sucht und ihm hilft, seine Lernaufgabe anzunehmen, wird der zukünftige Lehrer erkennen, dass nicht lesen, rechnen und schreiben können im Vordergrund stehen, sondern die Vermittlung all der Weisheiten, die seinem Schützling den Weg nach innen öffnen. Ohne die Zukunft abzuwarten, wissen wir, dass uns wahres Menschentum, der Mut, zu seinen Empfindungen und Gefühlen zu stehen, und die Pflege der Tugenden wie Mitgefühl, Liebe, Friedfertigkeit, Verständnis und Toleranz eine lebenswertere Welt bescheren als das einseitige verstandesorientierte Verhalten, das wir – ob jünger oder älter – bis anhin hochgehalten haben.

Folgende Lebensweisheiten von Dr. Bach möchte ich Ihnen ans Herz legen:

- Wir wollen niemals die Gedanken, Meinungen und Überzeugungen anderer Menschen kritisieren oder verdammen. Seien wir dessen eingedenk, dass alle Menschen Gottes Kinder sind und auf die ihnen entsprechende Weise ihren Weg gehen müssen und dürfen.
- Wir wollen keine entmutigenden Worte sprechen und die Hoffnung und Gewissheit auf Heilung behalten.
- Im Wissen, dass wir lediglich Werkzeug und Kanal der göttlichen Kräfte sein dürfen, sollen uns Lob und Erfolg nicht blenden.
- Wir dürfen glauben, dass wir gesandt sind, unseren Mitmenschen in Not und Bedrängnis beizustehen.
- Die heilenden Kräuter in Feld und Flur sind ein Geschenk des Schöpfers, das uns auf dem Weg zum Heil begleitet.

Mit diesem Buch durfte ich im «Fluss der Erkenntnis» kleine Wellen werfen und diesen oder jenen Gedanken aufsteigen lassen. Ich konnte dabei immer mehr erkennen, wie wahr die Aussage des grossen Umwelttoxikologen und Forschers Hannes von An der Lan ist: «Wir stehen auf den Schultern von Riesen.» In allen unseren Gedanken und Ansichten bauen wir auf vorausgegangenem Gedankengut, auf den Erfahrungen und Anstrengungen vieler Menschen auf. Dieses Buch möchte ich als Dank all jenen Menschen widmen, die mit bestem Wissen und Gewissen der Therapie mit Blütenessenzen und damit allen feinstofflichen Heilweisen den Weg bahnten und bahnen. Mit diesen wahren Heilmitteln können wir unseren Weg erkennen und eine bewusstere und offenere Lebensweise anstreben.

Visionen

Ein Mensch, der meinen Lebensweg sehr stark prägte, sagte oft zu mir: «Du musst wissen, was du willst, und dies in einer Vision vor dein Leben stellen.»

Eine Vision für sein Leben zu haben ist die wichtigste Voraussetzung dafür, innere Kraft und Lebendigkeit zu entwickeln. Sie müssen ein Bild davon haben, wer Sie sind und was Sie hier in diesem Leben wollen. Ich bin überzeugt und glaube, dass Sie mit Hilfe des Lichts und der Natur Ihre Lebensaufgabe erkennen und bejahen können. Nicht allein für den heranwachsenden Menschen, vor allem für reifere Menschen mit Erfahrung und Lebensweisheit, für Sie ist es lebenswichtig, zu Ihren wahren Empfindungen zurückzufinden und Ihre Gefühle zuzulassen. In diesem Bemühen bieten Farben, Blütenessenzen und alle feinstofflichen Mittel Unterstützung.

An ruhigen, harmonischen Orten möchte ich Ausbildung und Weiterbildung betreiben. An solchen Plätzen der Kraft, in Häusern mit Ausstrahlung und Wärme, können sich diese Schwingungen, wird sich die Botschaft des Lichts für Sie entfalten. Ein Buch kann letzten Endes Ihre Erfahrungen nicht ersetzen. Um die nötigen Grundlagen mit Ihnen zu erarbeiten, Sie zu ermuntern und Ihre Begeisterung zu wecken, biete ich folgende Kurse und Seminare an: Einführung und Weiterbildung in der Therapie mit Blütenessenzen nach Dr. Bach, Blütenessenzenherstellung, Blütenessenzen und Astrologie, Blütenessenzen und Mondrhythmus, Einführung in die ganzheitliche Farbenheilkunde (Colortherapie), Einführung und Weiterführung in der Duftheilkunde (Aromatherapie).

Diese Kurse werden in der Zentralschweiz abgehalten. Bei Interesse, wenn Sie Fragen zum Buch haben oder falls Sie im Buch erwähnte Essenzen Hilfsmittel und Materialien benötigen, wenden Sie sich bitte an folgende Adresse: Willy Küttel, Haus Tell, 6365 Kehrsiten.

Bach E.,	Die nachgelassenen Originalschriften, Hugendubel Verlag 1991
Bach E.	Gesammelte Werke von der Homöopathie zur Bach-Blüten-Therapie, Aquamarin-Verlag 1988
Bach E.	Blumen, die durch die Seele heilen, 6., korrigierte Auflage 1984
Bach E.	Die heilende Natur, Heyne-Taschenbuch 1990
Bach E.	Blüten, die heilen, Heyne-Taschenbuch 1990
Storl W. D.	Die Seelenpflanzen des Edward Bach, Hugendubel Verlag 1991
Scheffer M.	Bach-Blüten-Therapie, Theorie und Praxis, Hugendubel, 7. Auflage 1985
Scheffer M.	Original Bach-Blüten-Therapie, Lehrbuch für die Arzt- und Naturheilpraxis, Jungjohann Verlag 1990
Barnard J.	Das Bach-Blüten-Wunder, Heyne Verlag 1989
Blome G.	Mit Blumen heilen, Hermann Bauer Verlag 1985
Blome G.	Das neue Bach-Blüten-Buch, Bauer Verlag, 3. Auflage 1993
Kraaz v. R.	Die sieben Heiler, Buchverlag Fischer Druck AG 1992
Thelesklaf H.	Blüten heilen Kinderseelen, Laredo Verlag 1991
Schmid S.	Bach-Blüten für Kinder, Verlag Gräfe und Unzer 1994
Howard J.	Bach-Blüten-Therapie für Frauen, Aurum Verlag 1994
Damian P.	Astrologie und Bach-Blüten-Therapie, Aquamarin Verlag 1986
Krämer D.	Neue Therapien mit Bach-Blüten, Band 1–3, Ansata-Verlag 1989
Krämer D.	Esoterische Therapien 1, Ansata-Verlag 1993
Korte A.	Orchideen, Edelsteine und ihre heilenden Energien, Bauer-Verlag 1992
Gesswein W.	Blüten und Gnade, das System in den sieben Gruppen, Intuition Publications Verlag 1993
Tompkins P.	Das geheime Leben der Pflanzen, Fischer Taschenbuch 1990
Vasey Chr.	Das Blut-Geheimnis, Ernährung und geistige Entwicklung, Stiftung Gralsbotschaft Stuttgart 1993
Muths Chr.	Farb-Therapie, Originalausgabe, Heyne Ratgeber 1989
Hulke W. M.	Das Farben Heilbuch, Windpferd Verlag 1992
Kraaz v. R.	Die Farben deiner Seele, Goldmann Verlag 1991
Mulford P.	Ausgewählte Texte, Zweiter Band, Goldmann Verlag 1986
Aivanhov O.	Auf dem Weg zur Sonnenkultur, Prosveta Verlag 1989
Aivanhov O.	Das Licht, lebendiger Geist, Prosveta Verlag 1989
Zane R. Kime	Sonnenlicht und Gesundheit, Waldthausen Verlag 1989
Kybalion	Die 7 hermetischen Gesetze, Akasha Verlag 1981
Reinhard J.	Unerhörtes aus der Medizin, Hallwag Verlag 1989
Strassmann R.	Duftheilkunde, AT Verlag 1991
Henglein M.	Die heilende Kraft der Wohlgerüche und Essenzen, Oesch-Verlag 1989
Fischer-Rizzi S.	Poesie der Düfte, Joy-Verlag 1990
Jünemann Monika	Verzaubernde Düfte, Windpferd-Verlag 1988
Valnet Jean	Aroma-Therapie, Heyne Taschenbuch 1986
Tisserand R.	Aroma-Therapie, Heilung durch Duftstoffe, Bauer-Verlag 1985
Dethlefsen Th.	Schicksal als Chance, Goldmann-Verlag 1985
Klein/Dahlke	Das senkrechte Weltbild, Hugendubel Verlag 1990
Meyer H.	Befreiung vom Schicksalszwang, Astropsychotherapie, Edition Astrodata 1988
Paungger J.	Aus eigener Kraft, Gesundsein und Gesundwerden in Harmonie mit Natur- und Mondrhythmen, Goldmann Verlag 1993.

Sämtliche nicht anderweitig gekennzeichneten Zitate stammen aus den beiden zuoberst angeführten Büchern.

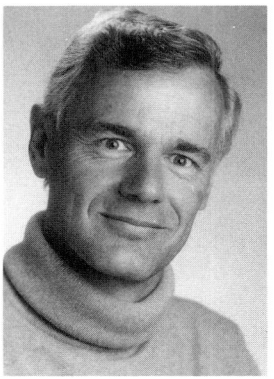

Der Autor

Willy Küttel ist Primarlehrer, dipl. Gesundheitsberater AAMI und Blüten-
essenzentherapeut. Seit 1986 widmet er sich in eigener Praxis der Ge-
sundheitsberatung. Es ist ihm ein Anliegen, die feinstofflichen Heilweisen (Bach-Blüten, Licht und Farben, Duftessenzen) gut verständlich
weiterzugeben. Als engagierter Vertreter einer ganzheitlichen Medizin
wurde ihm 1991 von der Alpinen Akademie für Integrale Medizin, einer
vom Bund anerkannten Stiftung, die Hannes-von-An-der-Lan-Anerken-
nungs-Medaille verliehen.

© 1994
AT Verlag Aarau/Schweiz
Fotos: Seite 72, 74, 81, 83, 84, 85, 87, 88, 89, 96, 98 und 103
von Bruno Vonarburg; Seite 68, 82, 93, 97 und 101
von Regina Hornberger/Helmut Maier;
alle übrigen Aufnahmen stammen vom Autor.
Satz, Lithos und Druck:
Grafische Betriebe
Aargauer Tagblatt AG, Aarau
Bindearbeiten: Buchbinderei Burkhardt AG, Mönchaltorf
Printed in Switzerland

ISBN 3-85502-483-9